NOUVELLE

DISSERTATION

SUR

L'ELECTRICITE'

DES CORPS,

DANS laquelle on develope le vrai Meca-
nisme des plus surprenans Phénomênes , qui
ont paru jusqu'à present , & d'une infinité
d'Experiences nouvelles , de l'Invention de
l'Autheur.

Par Mr. MORIN, Professeur de Philosophie
au College Royal de Chartres, & Cor-
respondant de l'Academie Royale des
Sciences.

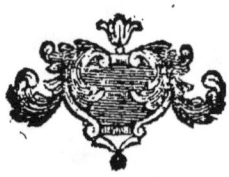

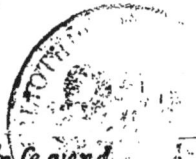

Imprimée à Chartres , & se vend
A PARIS,
Chez la Veuve ESTIENNE & Fils, Libraires,
ruë Saint Jacques , à la Vertu

M. DCC. XLVIII.

AVEC PRIVILEGE DU ROY.

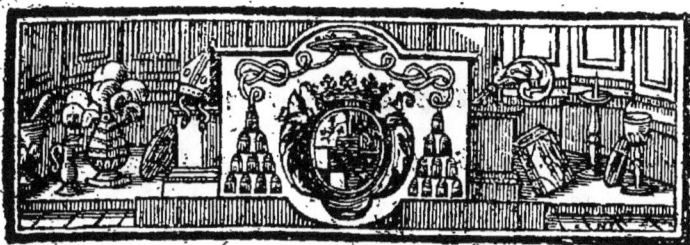

A
MONSEIGNEUR,

Monseigneur PIERRE-AUGUSTIN-
BERNARDIN DE ROSSET
DE FLEURY, Evêque de
Chartres.

MONSEIGNEUR,

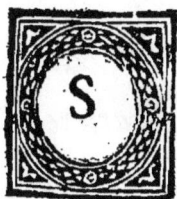

*I la Sageße du Createur
brille d'une maniere senfible
par la beauté & la varieté
des Ouvrages que ce vaste
Univers étale à nos yeux, on peut dire*

ã ij

que cette Divine Sageſſe prend plaiſir à ſe cacher dans le ſein de ces mêmes Ouvrages. C'eſt là où elle a renfermé ſes plus grands & ſes plus profonds Myſteres, afin d'exciter la Curioſité de l'homme à l'y rechercher & à l'y reconnoître par les veritables caracteres & par les traits naturels, dont elle s'y eſt marquée elle-même.

L'Electricité des Corps eſt un de ces Phenomênes myſterieux, dont les effets auſſi ſurprenans que ceux du Tonnerre & de la Foudre, ont fait & font encore aujourd'huy plus que jamais le ſujet des Recherches & de l'admiration des Savans.

Mais comme les Ouvrages des Autheurs qui ont ecrit ſur cette Matiere, ne m'ont point paru aſſigner la veritable Cauſe de ces effets merveilleux, ni ſuffiſans pour les expliquer, je me ſuis

determiné à donner au Public les Re-
flexions & les Experiences que j'ai
faites fur cette Partie intereffante du
Mecanifme. Si je n'ai pas reüffi à
developer entierement ce Myftere de la
Nature, mes Obfervations engageront
peut-être quelques efprits plus perçans à
l'aprofondir, & à le mettre dans tout
fon jour.

C'eft, *M O N S E I G N E U R,*
fous les yeux de Votre Grandeur que je
prens la liberté de faire paroître cet
Ouvrage.

La protection particuliere dont
vous honorez votre College, l'attention & la bonté avec laquelle vous
vous intereffez aux progrez des Etu-
des & des Sciences, me font efpe-
rer que vous voudrez bien le recevoir favorablement. C'eft un premier
fruit de l'Emulation que vous fçavez

entretenir parmi nous ; & j'ose vous
le presenter comme une foible marque du
très-profond respect & du parfait devoüe-
ment avec lesquels j'ai l'honneur d'être,

MONSEIGNEUR,

DE VOTRE GRANDEUR

Le plus humble & le
plus obéïssant serviteur
J. MORIN.

✻✻✻✻✻✻✻✻✻✻✻✻✻✻✻✻✻✻✻✻✻✻✻✻✻✻

PREFACE

LA Statique dès Vegetaux de Monſieur Hallés , Membre de la Societé Royale de Londres , la Médecine de Sanctorius ſur la tranſpiration du corps humain , l'Analyſe des Mineraux , Boyle & Paſchal ſur la peſanteur de l'air , une étude longue & aſſiduë du Tube & du Globe , ont été les Sources dans leſquelles j'ai puiſé le Mécaniſme de l'Electricité des corps.

C'eſt-à-dire en deux mots , que la tranſpiration des corps , & l'elaſticité de l'air ſont les vrayes Cauſes dés Phenomênes Electriques.

Dès les premieres Experiences que je fis ſur le Tube & ſur le Globe , l'odeur que l'un & l'autre exhalent , me firent ſoupçonner que l'Electricité n'étoit autre chose qu'une exhalaison suscitée par le mouvement & par le frottement; & voilà pourquoi je lui ai donné le nom de Moffette.

La propagation & la communication ne font que des suites & des effets de la premiere Moffette, en ce que celle-cy communique son mouvement, son action, sa vibration, son feu au transpirable de tous les corps qu'on plonge dans la sphere de ses écoulemens.

Ainsi je trouvai dans le frottement du Globe une Caufe Physique capable de former autour une Athmosphere exhalée, composée de milles parties heterogenes, celestes, sulphureuses & aëriennes.

Je trouvai dans le Transpirable de tous les corps vivans,

Je trouvai dans le Transpirable des Mineraux & des Vegetaux une matiere toujours prête à recevoir l'impression & l'inflammation de la premiere Moffette.

Je trouvai dans l'Air elaſtique &
peſant un principe, une cauſe
puiſſante, capable de pouſſer les
Moffettes les unes contre les autres, & de les animer juſqu'à l'inflammation.

Des deux parties qui compo-
ſent cet Ouvrage, la premiere
comprend les Notions, les Principes, les Inſtrumens, & le Mécaniſme des plus ſurprenans Phenomênes qui ont paru juſqu'à pre-
ſent : La ſeconde eſt un Journal
hiſtorique de mes plus belles Experiences avec l'explication des
faits les plus ſinguliers.

Les ſix premiers Chapitres ex-
poſent en peu de mots la conſtruction, la diſpoſition & la maniere
de faire agir les Inſtrumens de l'E-
lectricité.

Tout y eſt reduit à la plus grande ſimplicité. La conſtruction de
la Machine électrique eſt à la por-
tée de tout le monde. Pour un de-

mi-Loüis, un chacun peut s'en faire conftruire une d'une auffi bon fervice que celles de 30. & 40. ecus qu'on nous envoye de Paris.

Rien de fi facile que la compofition des Gâteaux, dont les Autheurs faifoient tant de myftere.

D'ailleurs je fais voir, & je démontre par l'experience d'un Couffin de laine, qu'on peut fort bien s'en paffer.

Les Cordons de foye qui étoient regardez comme neceffaires pour fufpendre & ifoler les Corps qu'on veut électrifer, font inutiles.

Les Cordons de laine, les Lifieres de drap, d'étamine, &c. réüffiffent auffi-bien.

Les Barres de fer de 80 ou 100. livres pefant n'ont pas plus d'effet qu'un fimple Tuyau de fer-blanc de même longueur & de même diametre.

Je fubftituë même les Vegetaux, les Herbes, les Plantes à

tous les Corps metalliques, & j'en
tire des étincelles également piquantes, brulantes & foudroyantes.

On peut voir à la fin de la seconde partie que la fameuse Experience de Leyde se fait immédiatement auprès du Globe, avec deux
phioles sans le secours d'aucun
métal.

J'expose dans le septiême Cha-
pitre les effets de la rotation du
Globe, la naissance ou la création
de la premiere Moffette, où je
démontre

1°. Que la rotation imprimée au
Globe écarte au loin l'air exterieur.

2°. Que le frottement de la main,
ou de tout autre corps qu'on aplique dessus, ébranle, remuë, se-
couë les parties du verre, & leur
communique un mouvement vibratoire.

3°. Que ce même frottement
échauffe le Globe, dilate ses po-

res , ranime la Matiere celefte, qui y étoit comme engourdie.

4°. Que le frottement detache du Globe quelques parcelles infenfibles.

5°. Que le frottement produit & forme autour du Globe une forte d'Athmofphere exhalée & très-active , à laquelle j'ai donné le nom de Moffette premiere ou radicale.

Je develope dans les deux Chapitres fuivans le Mécanifme de la communication & de la propagation des Moffettes derivées & fubalternes.

En faifant voir que tous les corps exhalent & tranfpirent.

Que ce tranfpirable forme autour d'eux une Athmofphere , que l'air extérieur refferre & contient dans de certaines bornes.

Que , quand on fufpend auprès du Globe une barre de fer , un tube de cuivre , une tige de plante, un paquet d'herbes , &c. la Moffette

fette radicale s'étend , se prepage,
se communique à l'Athmofphere
de tous les corps , les embrâfe , &
les change en autant de Moffettes
femblables à la premiere.

Je fais voir que la Moffette du
Globe n'a pas plûtôt frapé l'Athmofphere de la barre , qu'elle lui
communique fon mouvement , fa
force & fon action.

Que cette Athmofphere ainfi
animée par le fumant du Globe,
acquerre une puiffance flammifique, capable d'agir fur tous les
corps qu'on plonge dans la Sphere
de fon activité.

L'action de l'air fur les Moffettes
& fur le Tranfpirable de tous les
corps , fait le fujet des 10. & 11.
Chapitres.

C'eft à la pefanteur & au reffort de cet Elément , que j'attribuë tous les Phénomênes électriques.

L'attraction & la repulfion font

les suites naturelles de ce reſſort, & de cette peſanteur,

L'accenſion, la fulguration, la fulmination ne brillent, n'éclatent & ne frapent que par l'action de l'air qui pouſſe les Moffettes les unes contre les autres, produit l'impetus, le choc, la colliſion, l'exaltation des parties, & leur accenſion.

La propagation & la communication ne ſouffrent aucune difficulté.

Comme dans une ſuite nombreuſe de Billes contiguës, l'impreſſion de la premiere ſe tranſmet en un inſtant juſqu'à la derniere: de même quand la premiere Moffette a communiqué ſa fulmination vibratoire à la perſonne qui tire l'étincelle, toutes les autres qui la touchent, doivent reſſentir en même-tems la même ſecouſſe ; parce que tous ces corps, à raiſon de leur contiguité n'en font plus qu'un.

Un premier grain de poudre embrâfé allume le fuivant, celui-ci porte le feu au troifiême, d'où il paffe fucceffivement, mais avec une viteffe infinie jufqu'au dernier, quelque grand qu'en foit le nombre : de même le premier feu du Globe embrâfe l'Athmofphere de la barre, & le Tranfpirable de la perfonne qui tire l'étincelle, & celle-ci une fois embrâfée porte & communique le feu à la feconde, de là il paffe à la troifiême, à la quatrième, &c. y en eût-il deux cens.

Ainfi rien de plus fimple que la communication & la propagation de la Moffette électrique.

Voilà en abregé tout le plan de la premiere partie, à laquelle je renvoye le Lecteur.

La feconde partie contient un Journal hiftorique de mes plus belles Experiences.

Je n'avance rien dans mes Ex-

plications que fur la foi de l'expérience même , ou fur celle des
Loix les plus fimples du Mécanifme.

Je finis l'Ouvrage par une Table abregée de plufieurs Quef-
tions Phyfiques fur l'Electricité
des corps.

On y verra quantité de faits
nouveaux qui détruifent les Syftê-
mes qui ont paru jufqu'à préfent.

Si cependant j'ai répandu dans
cet ouvrage quelques traits de cri-
tique , j'avertis que ce n'eft pas *ex
profeffo* ; mais que c'eft la verité
pure qui m'a extorqué ces expref-
fions forcées qui ne tombent en
aucune façon fur le perfonnel des
Autheurs , pour lefquels j'aurai
toujours une veneration finguliere.
Car je fuis bien-aife d'aprendre
au Public que je fuis moins oc-
cupé du foin de critiquer les autres , que du defir fincere d'é-
claircir la verité.

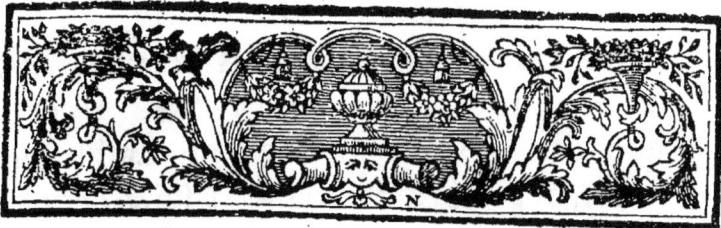

NOUVELLE
DISSERTATION
SUR
L'ELECTRICITE'
DES CORPS.

PREMIERE PARTIE

*QUI contient les Principes, les Inf-
trumens, & le Mécanifme de
l'Electricité des Corps.*

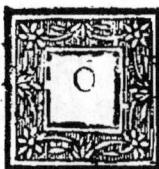

N nomme Corps électrique celui
qui étant frotté, ou échauffé, a
la vertu d'en attirer d'autres à
lui, ou de les repouffer, quand
il les a touchés.

La découverte de ce Phénomêne apartient à l'Antiquité la plus reculée. Mais comme nos Peres ne l'avoient reconnu que dans l'Ambre jaune, en Latin *Electrum*, il a été apellé dans la ſuite des tems, *Electricité*.

Ainſi Électricité n'eſt autre choſe que l'action, ou le mouvement d'un corps capable d'en attirer, ou d'en repouſſer d'autres à une certaine diſtance.

Il n'eſt point de Phyſicien qui ne ſçache quelle eſt la propriété de la fameuſe Grotte du Chien ſur le bord du Lac d'Agnano entre Naples & Pouzzol : Voici ce qu'en raporte l'Academie des Sciences, établie dans la Capitale du Royaume des deux Siciles.

„ On mene un Chien dans cette petite
„ Grotte, ou lui tient la tête baſſe & pan-
„ chée vers la terre . . . . Bien-tôt on le
„ voit battre des flancs, & halleter, com-
„ me ſi quelque cauſe puiſſante empê-
„ choit ſa reſpiration : peu de tems après
„ il s'évanoüit, il meurt en jettant beau-
„ coup de bave, & finit par des mou-
„ mens convulſifs. „

La même choſe arrive à tous les animaux, pourvû qu'on leur tienne la tête baſſe, & plongée dans la Sphere des écoulemens, & des exhalaiſons qui produiſent un effet ſi cruel.

Tant qu'un homme fe tiendra debout dans la Grotte, il refpirera facilement; mais s'il fe baiffe, de maniere que la tête foit plongée dans l'exhalaifon, il en fera la victime.

Voilà une Moffette. Il y en a plufieurs autres dans le voifinage de Naples. Les Avernes, & les Aornes des Grecs, qui tuoient les oifeaux, n'étoient que des Moffettes.

Nous apellerons donc Moffette une exhalaifon qui fait mourir les animaux.

Ici Moffette électrique eft une exhalaifon émanée d'un corps électrifant, ou électrifé qui le met en état d'agir fur tous les corps qui aprochent de fa Sphere.

L'Electricité fe manifefte

1°. Par des ofcillations ou vibrations qui attirent & repouffent les corps.

2°. Par des étincelles qui felon leurs différens degrés de force deviennent lumineufes, piquantes, brûlantes, bruiantes & foudroyantes.

❀❀❀❀❀❀❀❀❀❀❀❀❀❀❀❀❀❀❀❀❀

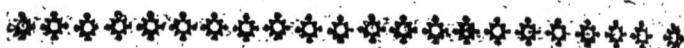

CHAPITRE PREMIER.

Des Instrumens propres aux Experiences de la Moffette électrique.

Premier instrument. COmme nos Peres ne connoissoient l'Électricité que dans l'Ambre jaune, ils en prenoient un morceau, le frottoient, & l'approchoient de quelque corps leger, comme d'un brin de paille, d'un duvet de plume, d'un fil, &c. & alors la paille étoit attirée, & se colloit, pour ainsi dire, sur l'Ambre.

Thales qui vivoit six cens ans avant Jesus-Christ, en fut si surpris, qu'il croyoit que l'Ambre étoit animé.

II. Instrument. On peut faire encore cette Experience de la maniere qui suit.

Toutes les Gommes, le soufre en bâton, la Cire d'Espagne, un Tube de verre étant frottés rapidement, & présentés à des pailles, à des feuilles d'or ou d'argent, les attirent, & les repoussent.

III. Instrument. Prenez un petit bâton d'osier sec, de quinze à seize pouces de longueur sur deux ou trois lignes d'épaisseur.

Apliquez à ses deux bouts du Mastic

en larmes que vous aurez fait fondre fans le brûler. Fichez une aiguille dans un morceau de bois. Pofez le petit bâton fur la pointe de cette aiguille, de maniere qu'il tourne aifément fans pencher plus d'un côté que de l'autre.

Préfentez à l'une de fes extremitez tel corps que vous jugerez à propos, par exemple, un ecu, une épée, la main nuë, &c. ... le bâton s'anime à l'inftant, & fes extremités s'aprochent des corps qu'on leur prefente.

A U T R E M E N T.

Un Tube de verre de 15. à 20. pouces de longueur fur neuf à dix lignes de diametre étant échauffé par un frottement prompt & un peu vigoureux, attire fenfiblement tous les corps legers qu'on lui préfente.

IV. Inftrument.

A U T R E M E N T.

Frottez avec la main gantée un tube de verre de deux pieds de longueur, & prefentez-le au-deflus d'un vafe plein d'eau, dans laquelle nagent quelques ludions... vous les verrez tous s'élever, s'agiter, tourner, s'élancer vers le Tube, & s'y attacher.

AUTREMENT.

Sur une Table, fur une Glace de miroir, fur une feuille de carton, &c. répandez des barbes de plumes, des feuilles d'or ou d'argent, & aprochez le Tube électrique. . .

Vous diriez d'une forêt ambulante, les barbes & les feuilles métalliques s'élevent de plus d'un pied, retombent enfuite, & par leurs vibrations continuelles donnent un fpectacle des plus agreables & des plus furprenans.

AUTREMENT.

Electrifez fortement un Tube de verre, préfentez-le au-deffus de la tête d'une perfonne. Vous verrez tous fes cheveux fe redreffer à l'inftant, fe hériffer, & s'élancer vers le Tube.

Tels font les Phénomênes de l'attraction électrique.

On en verra d'autres dans la fuite de cet Ouurage.

Au refte ce n'eft que dans le dix-feptiéme fiecle que le Miracle électrique a fait quelques progrez. Ce fut Gilbert, Anglois, qui obferva le premier que le foufre, le verre,

le verre , & le maftic devenoient électriques par frotement.

Otto Guerick poufla plus loin. Par le
moyen d'une Manivelle il fit tourner un
Globe de foufre fur fon axe. Il apliqua la
main deffus pendant la rotation , & reconnut qu'un fil prefenté auprès du Globe,
attiroit fenfiblement une petite plume, laquelle devenuë électrique , fe chargeoit
d'un peu de poufliere qu'on avoit entaffée
tout auprès.

Ainfi il fubftitua le Globe à la place du
Tube , & decouvrit la propagation & la
communication de l'Électricité.

Hauxfbée perfectionna la machine, &
ayant remarqué que le verre étoit encore plus électrique que les autres corps,
il prit un Globe de criftal, l'ajufta fur la
Machine Pneumatique , & s'aperçût que,
pendant la rotation, des étincelles & des
éclairs s'échapoient du Globe, & s'atta-
chôient aux corps voifins.

Dernierement Monfieur. Boze poufla
plus loin les Découvertes d'Hauxfbée.

Il plaça horizontalement un tuyau de
fer auprès du Globe électrique, une perfonne monta fur un gâteau de poix-réfi-
ne, & tenoit le Tube d'une main.

Il électrifa le Globe , & reconnut que

A

l'Électricité se communiquoit à la barre,
s'étendoit jusqu'à la personne montée sur
le Gâteau, & lui donnoit une puissance
flammifique qui lui faisoit allumer avec le
doigt de l'esprit de vin, on de l'eau de vie
un peu échauffée.

Quand on aprochoit quelques corps durs
& élastiques de son visage, de sa main,
de ses habits, &c. on apercevoit des étincelles à l'endroit du contact.

Au commencement de mil sept cens
quarante-six, Mussembroëk remplit à moitié d'eau un grand vase de verre, il y plongea un fil de laiton qui étoit attaché à la barre
suspenduë auprès du Globe ; & pendant la
rotation il voulut d'une main tirer l'étincelle, pendant que de l'autre il soûtenoit le
vase où plongeoit le pendule.

A l'instant même il sentit une secousse
dans les bras, dans les épaules & à la poitrine, au point qu'il perdit la respiration
pour quelques momens. Sa frayeur fut si
grande, qu'il écrivit depuis à Monsieur
de Reaumur que, pour le Royaume de
France, il ne s'y exposeroit pas une seconde
fois

✚✛✚✛✚ ✚✛✚✛✚ ✚✛✚✛ ✚✛✚✛✚ ✚✛✚✛✚ ✚✛✚✛✚

CHAPITRE II.

Conftruction d'une Machine électrique
très-fimple & très-portative.

SUr les deux côtés paralleles d'un chaffis
quadrangulaire de 15. pouces en tout
fens, on éleve deux jumelles ou montans
de 30. pouces de hauteur fur deux de lar-
geur, & un & demi d'épaiffeur.

A 8. pouces de la bafe on fait deux trous
paralleles fur les deux montans pour recevoir l'arbre d'un Roüet verticale de fix à
fept pouces de rayon.

A vingt pouces de la même bafe on fait
deux autres trous paralleles pour recevoir
deux vis de fer ou de bois.

C'eft entre les pointes de fes deux vis
qu'on fait tourner le Globe, le Spheroïde,
ou le Cylindre à volonté.

Les deux jumelles font arrêtées en haut
par une traverfe qui les retient, & les empêche de s'écarter.

Sur le milieu de cette même traverfe on en
place une autre qui la coupe à angle droit
pour y attacher un cordon de laine propre
à foûtenir une des extremitez de la bar-

re, ou de tout autre corps que l'on suspend auprès du Globe.

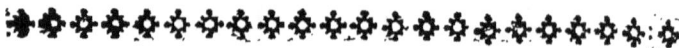

✦✦✦✦✦✦✦✦✦✦✦✦✦✦✦✦✦✦✦✦✦✦✦

CHAPITRE III.

Du Globe électrique, & de la maniere de le monter.

LE Globe peut avoir 7. à 8. pouces de diametre, il réüssira mieux à proportion que ceux de 12. à 15.

Il doit être de verre un peu épais.

Le Cristal, le Verre de bouteille réüssissent à peu près de même, & le scrupule sur le choix n'est pas des mieux fondé.

Les deux poles du Globe s'emboëtent avec du mastic dans deux petites écüelles de bois, dont l'une est creusée en forme de poulie pour recevoir la corde du Roüet.

On monte le Globe sur le tour, pendant que le mastic est encore chaud, afin de le mieux centrer, & on aplique la main pardessus pendant la rotation.

Les Sphéroïdes sont des globes allongez en forme d'œufs.

Mais sans avoir recours à toutes ces figures qui ne se trouvent pas toujours, prenez une phiole de verre, de 6. à 7.

pouces de haut fur trois de diametre , maf-
tiqués fur le fond qui eft ordinairement
creux , un petit rond de bois.

Enfoncez dans le goulet un bouchon
de même matiere , & le couvrez de maftic
pour former avec le col une efpece de
poulie , & vous aurez une machine à l'é-
preuve.

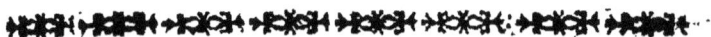

CHAPITRE IV.

Compofition des Gâteaux.

LEs Auteurs ont fait trop de myftere
fur cet article , car
1_o. Les Gâteaux font inutiles:

EXPERIENCE.

Prenez une étoffe de laine , pliez-la pour
en faire une efpece de couffin , & mon-
tez deffus ; il fuffira pour toutes les épreuves que l'on fait avec les Gâteaux de poix.

2°. Leur compofition eft très-fimple , &
coûte peu. Sur un chaffis de fapin de 16
pouces carrés , & bordé par quatre petites
tringles de même matiere ; verfez quatre
livres de maftic fondu , fait avec égales

parties de poix noire, de cire commune, & de ciment tamisé.

Le Gâteau aura trois ou quatre lignes d'épaisseur.

Il est à l'épreuve, & réussit tout aussi-bien que ceux auxquels M. l'Abbé Nollet donne jusqu'à sept pouces ; & ne craignez pas que le chassis de bois qui le soutient, absorbe la matiere électrique, & en em-pêche l'effet. L'experience que j'en fais de-puis long-tems, est un témoin, que les préjugés ou l'ignorance de ceux qui ont écrit le contraire, ne pourront jamais dé-mentir.

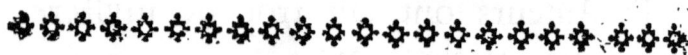

✦✦✦✦✦✦✦✦✦✦✦✦✦✦✦✦✦✦✦✦✦✦

CHAPITRE V.

De la Barre de fer, du Canon de cuivre que l'on suspend auprès du Globe.

LEs Metaux font, dit-on, plus propres aux Phénomènes électriques que les autres corps.

Je ferai voir le contraire par quantité d'experiences fur les Vegetaux que je fub-stitué à la place de la barre, & dont je tire des étincelles & plus bruyantes, &

plus foudroyantes , que celles du fer & du cuivre.

La Barre dont on se sert peut être creuse , ou solide à volonté. Un Tuyau de tole , un Canon de fusil réüssit aussi-bien qu'un métal solide , pourvû que la longueur soit la même : car ce n'est pas la quantité de la matiere , mais la surface & la longueur qui augmentent l'Électricité. Monsieur Le Monier m'est garand de ce que j'avance ; je l'ai éprouvé moi-même par quantité d'Experiences , dont je parlerai dans la suite.

Pour moi je me sers d'un Tuyau de fer-blanc , de quatre pieds de longueur sur un pouce de diametre ; je le suspens horizontalement auprès du Globe sur des cordons de laine.

Ainsi les Cordons de soye & les Gâteaux si recommandez par M. l'Abbé Nollet , ne sont point du tout nécessaires , & ne méritent aucune préférence.

CHAPITRE VI.

Maniere de mettre le Globe en ufage

LE Globe étant arrêté entre les deux pointes du tour, il ne s'agit que de faire agir le Roüet, de préfenter l'autre main deffus ou deffous l'Équateur, d'abord d'affez loin pour recevoir l'impreffion d'un petit vent qui en deffeche l'humidité & une certaine fueur gluante, qui s'attacheroit au verre, en boucheroit les porofités, & en empêcheroit, ou retarderoit l'effet.

Enfuite on aproche la main jufqu'au contact, fans cependant preffer trop fort; car le Globe s'échauferoit en peu, & l'Électricité, loin d'augmenter, diminuëroit, & fe reduiroit à la fin à une lumiere peu active.

REMARQUE.

Ce n'eft pas que la main foit néceffaire pour communiquer l'Électricité au Globe; car tout autre Corps qu'on aplique deffus, réüffit auffi bien : par exemple, fi on frotte le Globe avec un petit carreau de bois, avec un morceau de foye, avec un cuir enduit de Tripoli, ou de blanc d'Espagne, ou enfin avec un petit couffin de peau, rempli de fon, le Globe s'animera & s'électrifera auffi vivement & auffi promptement qu'avec la main.

En un mot pourvû qu'on frotte le Globe de quelque maniere que ce foit, il devient électrique.

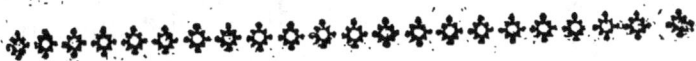

❖❖❖❖❖❖❖❖❖❖❖❖❖❖❖❖❖❖❖❖❖❖

CHAPITRE VII.

Effets de la rotation du Globe.

Création de la premiere Moffette.

TAndis qu'un homme tourne la manivelle de la Rouë, il pose l'autre main fur le Globe, & le frotte légerement ; rien de plus fimple.

La Rotation imprimée écarte au loin l'air extérieur, & tous les corps legers qui l'environnent.

L'air intérieur eft auffi mû du centre à la circónférence, & frape contre le concave du Globe.

Le frottement de la main, ou de tout

autre corps qu'on y aplique, ébranle, ré-
muë, ſecouë les parties du verre, & leur
communique un mouvement vibratoire.

Le frottement de la main échauffe le
Globe, dilate ſes pores, & ranime la matiere celeſte, qui avant l'impreſſion y reſ-
toit comme engourdie.

Le frottement de la main détache du
Globe quelques parcelles inſenſibles.

Enfin le frottement de la main produit & forme autour du Globe une ſorte
d'Athmoſphere qui agit ſur les corps. Nous
l'appellerons Moffette premiere & radicale.

Je dis 1°. que la rotation imprimée au
Globe écarte l'air extérieur, & tous les
autres corps legers qui l'environnent.

On ne peut imprimer la rotation au
Globe, que l'air qui l'environne, ne con-
çoive le même mouvement.

Or on ſçait que tout corps mû circu-
lairement, s'écarte, ou fait effort pour s'é-
carter du centre : Ainſi par la ſimple rotation, l'air extérieur eſt repouſſé à une certaine diſtance.

On ſçait encore, que quand pluſieurs
corps de differentes denſités ſont mûs dans
des cercles concentriques, les plus groſ-
ſiers, les plus ſolides s'écartent plus que
les autres qu'ils repouſſent vers le centre.

La rotation du Globe écarte donc par des impulsions réïterées les parties les plus groffieres de l'air, & leur en substituë de plus deliées.

Voyons fi l'expérience eft conforme au raisonnement.

Dès que le Globe eft en mouvement, on s'apérçoit d'un vent impétueux qui se fait sentir à la main, au visage de celui qui tourne : l'air extérieur eft donc chassé & vibré à une certaine distance.

Tenez auprès du Globe pendant qu'il tourne, une bougie allumée. . . Vous verrez la flamme s'écarter au-delà de sa direction naturelle.

La même chose arrive, quand on presente le flambeau à l'extremité de la barre : l'air & tous les corps legers qui l'environnent, font donc repoussez à une certaine distance : il eft donc vrai 1_0. que la rotation imprimée écarte l'air extérieur & tous les corps qui se trouvent dans le voisinage du Globe.

Je dis en second lieu, que l'air intérieur eft mû du centre à la circonference, & frape contre le concave du Globe.

C'eft le même principe & la même raison.

Car l'air interieur, le Globe, l'air exrieur & tous les corps voifins conçoivent un mouvemeat circulaire ; & par confé- quent tendent à s'écarter du centre de leur mouvement : mais cet air intérieur ne peut ainfi s'écarter, ou s'échaper, qu'il ne heurte contre les parois du Globe.

A quelle autre Caufe, je vous prie, qu'à l'expanfion de l'air inclus peut-on at- tribuer le Phénomêne terrible, arrivé à Roüen & à Paris ?

C'étoit un Globe de verre qui, pen- dant la rotation, fe brifa, & penfa tuer celui qui le frottoit.

Je me fouviens, que faifant les Expé- riences ordinaires avec un cilindre fêlé en deux ou trois endroits; un morceau du verre fe détacha du cilindre; & s'élança à fept ou huit pieds, où il rencontra une piece de bois dans laquelle il s'enfonça affez profondément.

Rien donc de plus certain que, pen- dant la rotation, l'air intérieur fe meut du centre à la circonférence, & va fraper contre le concave du Globe.

3°. Le frottement de la main, ou de tout autre corps qu'on aplique fur le Glo- be pendant la rotation, ébranle, remuë, fecouë les parties du verre, & leur com- munique un mouvement vibratoire.

EXPERIENCE.

EXPERIENCE.

Verfez de l'eau dans un verre, trempez le doigt, & faites-le glisser fur fes bords. . . vous verrez l'eau frémir, s'agiter, s'élever en plusieurs jets.

Tourner le doigt fur les bords d'un verre, ou faire rouler ce verre fous les doigts, c'est la même chose pour l'effet.

Le frottement de la main qu'on aplique fur le Globe pendant la rotation, ébranle donc & remuë les parties infenfibles du verre, & leur communique une forte d'ofcillation, ou de vibration.

OBSERVATION.

Le Soleil roulant fur fon axe, pousse & vibre l'*æther* qui l'environne, & ces vibrations de lumiere communiquent un femblable mouvement aux corps qu'elle frape.

La rotation & le frottement du Globe électrique font donc capables de produire des vibrations, des ofcillations dans les parties du verre.

REMARQUES.

Les mouvemens alternatifs d'attraction & de répulfion ne viendroient-ils pas des ofcillations réciproques du Globe & de l'air extérieur ?

B

4°. Le frottement de la main échauffe le Globe, dilate fes pores, ranime la matiere célefte, qui avant l'impreffion, y reftoit comme engourdie.

Puifque la chaleur du Globe devient fenfible, c'eft une preuve que le frottement échauffe le verre.

La dilatation des pores eft une fuite naturelle de la chaleur.

Enfin l'expenfion des parties & leur ofcillation doivent naturellement reveiller la matiere célefte, & lui imprimer un grand mouvement.

5°. Le frottement de la main détache du Globe quelques parcelles infenfibles.

L'odeur de foufre, d'ail & d'urine, qui exhale pendant la rotation, eft une preuve convaincante, qu'il s'en détache quelques parcelles.

D'ailleurs le verre comme tous les autres corps s'ufe & tranfpire.

Un frottement prompt & vigoureux peut donc en détacher quelques parties.

6°. Le mouvement de la main produit & forme autour du Globe une forte d'Athmofphere exhalée qui agit fur les corps.

Car en reprenant les cinq premiers articles, la rotation écarte au loin l'air extérieur, chaffe les parties les plus groffieres, pendant que les plus légeres se ramassent, & se concentrent vers le Globe.

L'air intérieur violemment secoué & agité heurte & frape contre le concave du verre.

Le frottement de la main ébranle toutes les parties du Globe, & leur communique un mouvement vibratoire.

Le mouvement de la main échauffe le Globe, dilate ses pores, & ranime la matiere céleste, qui avant l'impression, restoit comme en létargie.

Le frottement de la main détache quelques parcelles du verre.

Le mouvement de la main forme donc une espece d'Athmosphere exhalée qui contient tout-à-la-fois mille parties heterogênes, célestes, sulpheureuses, aëriennes, que la pression extérieure contient & resserre dans de certaines bornes, tant que dure la rotation; Car quand elle cesse, l'équilibre se rétablit bien-tôt, les parcelles du centre s'échapent, & le tout se réduit au premier ordre.

7°. C'est cette Athmosphere artificielle que nous apellons Moffette premiere ou radicale, comme étant le principe & le mobile de toutes les autres qui exhalent des corps électrisés.

B ij

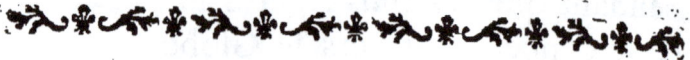

CHAPITRE VIII.

Formation de la seconde Moffette.

TOus les corps qui s'électrisent par frottement, ont été apellés *Electriques, ou Electrisans.*

Ceux au contraire qui ne s'électrisent que par communication se nomment *Electrisés.*

EXPERIENCE.

Pour comprendre ceci, je fais monter un homme sur le Gâteau de poix, ou sur le Coussin de laine, je prens un Tube de verre que je frotte avec la main d'un bout à l'autre, & je l'aproche de cet homme.

L'Électricité se communique ; car si on lui présente quelque corps dur & solide, une épée, par exemple, la main nuë, &c. on tire des étincelles de toutes les parties du corps.

Il est clair que cet homme n'acquiert l'Électricité que par communication, à la différence du Tube qui devient électrique par frottement; ainsi le Tube s'apelle *Elecque*, & l'homme se nomme *Electrisé.*

AUTREMENT.

Prenez un Tube de fer, de cuivre, suspendez-le auprès du Globe avec des cordons de laine, & mettez la machine en mouvement.

EFFET.

Le Tube métallique s'électrise à l'inftant, on en tire des étincelles & bruiantes, & piquantes.

La même chofe arrive aux plantes, aux animaux, aux mineraux que l'on place auprès du Globe.

Il eft donc des corps qui acquierent l'Électricité par frottement, & d'autres par communication : les premiers s'apellent *Electriques*, ou *Electrifans*, les feconds fe nomment *Electrifés*.

PRÉPARATION.

On fufpend donc une barre de fer auprès du Globe fur des cordons de laine.

On met la machine en mouvement.

EFFET.

En un inftant l'Électricité fe communique à la barre & à tous les corps qu'on y attache.

B iij

C'eft le Mécanifme de cette communication qu'il s'agit de déveloper.

PRINCIPES.

Tous les corps exhalent & tranfpirent, & leur exhalaifon, ou tranfpiration forme autour d'eux une Athmofphere, que l'air extérieur refferre & contient dans de certaines bornes.

Cette Athmofphere eft formée par l'émiffion, ou émanation des particules les plus infenfibles des corps d'où elles fortent, c'eft-à-dire, que l'Athmofphere qui fort du fer, par exemple, eft compofée de parcelles vitrioliques, fulphureufes, & terreftres.

Quand on imprime la rotation au Globe, la Moffette radicale du verre s'étend, fe propage, fe communique à l'Athmofphere de la barre.

Et dans cette communication les deux Athmofpheres du Globe & de la barre n'en font plus qu'une, c'eft-à-dire que la Moffette radicale s'enfonçant, & fe propageant dans l'exhalé du fer, forme une feconde Moffette dérivée, à laquelle elle communique toute fa force & fa vertu.

Les deux Moffettes ainfi réünies écar-

tent & repouffent l'air groffier, lequel par
fon reffort réagit fur elles, & les refferre
autour des corps d'où elles émanent plus
ou moins, felon la force de la premiere
Moffette, & le reffort plus ou moins actif
de l'air. Dévelopons ce myftere.

Je dis 1o. que tous les corps exhalent
& tranfpirent.

Tous les corps, les métaux les plus
compactes s'ufent & dépériffent continuellement. D'où cela vient-il? Si ce n'eft d'u-
ne tranfpiration infenfible, qui diminuë
le volume & la denfité des corps?

EXPERIENCE.

Mettez un œuf dans l'un des baffins d'u-
ne balance, & un poids dans l'autre, pour
faire équilibre.

EFFET.

Cet équilibre fera bientôt détruit, &
vous verrez le poids victorieux defcendre,
& élever l'œuf qui eft dans l'autre baffin.

Parce que la tranfpiration de l'œuf eft
plus grande que celle du poids.

Les corps les plus froids, la glace éprou-
ve le même fort, & devient plus legere.

Les montagnes qui renferment les Mi-
nes, ne fouffrent aucune plante, aucune

herbe sur leur sommet, sur leur pente.

L'exhalaison minérale les brule & les desseche : rien donc de plus certain que la transpiration des corps, même les plus durs.

Les végetaux, les animaux exhalent, & déperissent encore plus promptement. Leur transpiration a fait l'objet d'une infinité de découvertes & d'expériences, dans lesquelles Sanctorius, Italien, & Hallez de la société Royale de Londres se font le plus distingués.

2°. Ce transpirable des corps forme autour d'eux une Athmosphere naturelle, que l'air & la plénitude de l'Univers resserrent, & contiennent dans de certaines bornes.

EXPERIENCE.

Dans un vase plein d'eau laissez tomber doucement de petites épingles, des aiguilles à coudre.

EFFET.

Vous verrez ces corps surnager, quoique naturellement plus pesans qu'un pareil volume d'eau.

Vous verrez ces corps suspendus dans une espece de berceau lumineux.

Vous verrez l'eau qui les environne, s'enfoncer, se creufer en deſſous & à côté, & reſpecter, pour ainſi dire, les aproches de ces corps.

Le tranſpirable exhalé des corps forme donc autour d'eux une Athmoſphere naturelle, que la preſſion extérieure reſſerre & contient dans de certaines bornes.

3º. Cette Athmoſphere qui envelope tous les corps, eſt formée par l'émanation continuelle de leurs parties les plus inſenſibles.

L'exhalable des corps eſt ſans doute de même nature que ſon principe. Par exemple, ce qui tranſpire du fer, eſt ſûrement compoſé de particules terreſtres & ſulphureuſes.

L'odeur n'eſt qu'une émiſſion de ce qu'il y a de plus ſubtil dans le corps odoriférant.

Si nos yeux étoient aſſez convexes, ils verroient tous les corps envelopés & incruſtés d'un *æther*, d'un nuage, d'une Athmoſphere.

Ils verroient une pouſſiere infiniment déliée ſortir des corps, s'élever au-deſſus, être repouſſée par la preſſion extérieure, ſe replier ſur elle-même, & former l'Athmoſpere en queſtion.

Quand je dis que le tranſpirable eſt

formé par la tranffudation des parties les plus infenfibles des corps, je ne prétens pas en exclure mille principes heterogênes, tels que *l'æther*, la lumiere, &c.

Car on fçait que c'eft une lamelle, une legere couche de matiere célefte qui envelope immédiatement les corpufcules, & les rend plus propres à s'élever, ou à fe foutenir dans l'air, ou dans le voifinage de leur principe.

L'eau, par exemple, ne s'éleve en vapeurs que parce qu'étant divifée & fubtilifée par les vibrations continuelles des rayons du foleil, elle s'incrüfte, elle s'envelope d'une lame de matiere fubtile avec laquelle elle répond à un plus grand volume d'air, & par là devient beaucoup plus legere que cet Elément.

J'ai ajoûté que cette Athmofphere étoit formée par les parties les plus déliées & les plus infenfibles des corps.

Il n'eft point de Phyficien qui ne fçache combien eft prodigieufe la divifibilité de la matiere.

Il n'en eft point qui ne connoiffe jufqu'où peut s'étendre la fubtilité de fes parties.

Il n'en eft point enfin qui ne connoiffe la force infinie des exhalaifons.

Le mouvement les affine & les fubti-
life à l'infini.

Le mouvement leur donne des forces
immenfes.

Le mouvement les pouffe dans les porofités où l'air ne peut pénetrer.

L'experience de Mr l'Abbé Rouffeau,

L'experience de ceux dont l'exhalaifon
oculaire perce & crible les lunettes.,

L'expérience des encres fympathiques,

L'experience de cette liqueur, qui pe-
netre les vafes d'argent fans les endomma-
ger., & mille autres connuës des Phyficiens font des preuves convaincantes de
la fubtilité, de la force & de l'activité des
parcelles qui exhalent des corps.

On ne peut donc difconvenir que l'Athmofphere qui les envelope, eft formée par
l'émiffion & l'émanation de leurs parcelles
les plus infenfibles.

4°. Quand on fufpend auprès du Globe,
une barre de fer, de cuivre, &c. la Moffette radicale s'étend, fe propage, fe communique à l'Athmofphere de ces corps. Car

PRINCIPES.

Les corps s'étendent & fe propagent
toujours vers l'endroit où ils trouvent moins
de réfiftance.

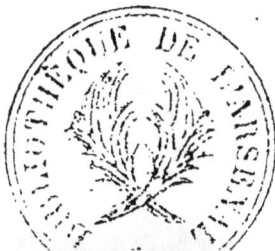

Les corps s'étendent & fe propagent toujours vers ceux qui leur font plus femblables.

Les corps s'étendent & fe propagent toujours vers ceux qui font plus fufceptibles de leurs mouvemens & de leurs impreffions.

Ce n'eft pas la raifon des forces vives ou mortes qui les y détermine ; mais le pur Mécanifme, c'eft-à-dire, la raifon du plus fort, c'eft-à-dire, le plus grand mouvement qui furmonte néceffairement le petit.

Or je foutiens que la Moffette radicale du Globe trouve moins de réfiftance vers l'Athmofphere de la barre, qui lui eft contiguë.

Je foutiens que la Moffette radicale eft plus fimilaire à l'exhalaifon des corps, que l'on fufpend dans fon voifinage

Je foutiens encore que le tranfpirable de la barre eft plus fufceptible du mouvement & de l'impreffion de la premiere Moffette.

Puifque l'Athmofphere eft compofée de particules infiniment plus déliées & beaucoup plus fubtiles & mobiles que l'air même, il eft évident que la réfiftance eft infiniment moindre.

La Moffette radicale s'y doit donc porter

avec

avec une forte d'impétuofité , & lui communiquer fa vibration.

Il n'eft pas moins clair qu'il y a plus d'a-
nalogie entre l'exhalaifon de la barre & la
Moffette du Globe, qu'entre celle-cy &
l'air extérieur; car la Moffette du Globe eft
compofée de mille parties hétérogênes, céleftes, fulphureufes , aëriennes ; l'Athmofphere de la barre réfulte à peu près des
mêmes principes ; & la différence qu'il y
a avant l'animation, ne vient que du mouvement qui eft un peu moindre dans
l'Athmofphere naturelle du fer que dans
la Moffette du Globe : donc, &c.

Enfin le tranfpirable de la barre comme infiniment fubtil , & parfaitement ana-
logue avec la Moffette , doit être plus fufceptible de fon mouvement & de fon impreffion.

5°. La Moffette du Globe n'a pas plûtôt
frapé l'Athmofphere de la barre, qu'elle lui
communique fon mouvement, fa force &
fon action.

Le Globe folaire n'a pas plutôt frapé les
premieres couches des Cercles immenfes
de l'*ather*, qui s'étendent depuis cet Aftre
jufqu'à nous, qu'il leur imprime toute fa
force avec une viteffe & une promptitude
fi grande, que dans l'efpace de 7. à 8. Mi-

C

nutes l'impreſſion de la lumiere ſe tranſmet à une diſtance de plus de trente-trois
millions de lieuës.

Le Globe électrique envelopé de ſa
Moffette fumante, n'a pas plutôt frapé les
premieres couches de l'Athmoſphere des
corps que l'on ſuſpend auprès de lui, qu'il
lui communique toute ſa force avec une
promptitude ſi grande, que dans un inſtant l'impreſſion de la Moffette ſe tranſmet à plus de douze cens pas.

60. Et cette Athmoſphere de la barre
animée par le fumant du Globe, devient
elle-même une ſeconde Moffette ſemblable
à la premiere; je veux dire que le mouvement vibratoire de la Moffette radicale étant
une fois communiqué & tranſmis à l'Athmoſphere dés corps voiſins, ceux-cy deviennent électriſés par communication.

La Pierre d'Aiman n'a pas plutôt touché un fer, qu'il devient lui-même un Aiman ſecondaire & dérivé, qui a les mêmes
vertus.

Le Globe fumant n'a pas plutôt touché
les corps voiſins, qu'il les anime tous, &
leur communique l'attraction, la répulſion,
l'inflammation & la propagation.

Une chandelle allumée n'eſt pas plutôt préſentée à une ſeconde que l'on

vient d'éteindre, & qui eſt encore un peu fumante, qu'elle la rallume auſſi-tôt.

Le Globe fumant ne touche pas plutôt le tranſpirable exhalé de ſes voiſins, qu'il forme autour d'eux une ſeconde Moffette ſemblable à la premiere.

Le Globe fumant n'a pas plutôt frapé le tranſpirable exhalé d'un homme monté ſur le Gâteau, ou ſur le Couſſin de laine, qu'il lui communique une puiſſance flammifique.

CHAPITRE IX.

Formation des Moffettes ſubalternes.

ON nomme ainſi les Moffettes des corps qui ſont contigus, ou quaſi contigus à la barre que l'on ſuſpend auprès du Globe.

EXPERIENCE.

Bandez d'un bout de la chambre à l'autre deux cordons de laine paralleles entr'eux, & éloignez l'un de l'autre de 6. à 7. pouces.

Sur ces deux cordons ainſi bandés, ar-

rangez douze ou quinze feuilles de fer-
blanc, de façon qu'elles ne soient éloignées les unes des autres que d'une ligne
environ.

Attachez une chaîne de laiton à la barre, & étendez l'autre bout sur quelqu'une
des feuilles, & mettez la machine en mouvement.

EFFET.

Dès les premiers tours, la Moffette radicale du Globe communique son mouvement, & son action à la Moffette derivée
de la barre, & celle-cy se coulant dans
le transpirable de la chaîne, transmet toute sa force aux feuilles, que vous aurez
arrangées sur les cordons.

EFFET.

Dès les premiers tours, on voit & on
entend les étincelles électriques briller &
bruir à l'extrémité des feuilles.

Dès les premiers tours le feu électrique se propage & se communique successivement à toutes les feuilles.

EXPERIENCE.

Attachez la petite chaîne à l'extrémité de
la barre.

Arrangez fur le fol de la chambre cinq ou fix Couffins de laine, éloignez les uns des autres de trois ou quatre pieds , & faites monter deffus autant de perfonnes, de maniere qu'elles fe tiennent toutes par la main, ou du moins qu'elles ne foient éloignées les unes des autres que d'une ligne environ.

E F F E T.

Dès les premiers tours , la Moffette radicale tranfmet fon mouvement à tous ceux qui fonr montés fur les Couffins.

Dès les premiers tours on entend les étincelles petiller, & paffer fucceffivement du premier au fecond , de celui-ci au troifiéme , &c.

EXPLICATION.

La Moffette radicale du Globe s'étend , fe propage , fe communique à l'Athmofphere de la barre , lui imprime fon mouvement , fa force & fon action ; & en forme une feconde Moffette dont les vibrations & ofcillations foutenuës par le mouvement continuel du Globe fe tranfmettent à tous les corps contigus , ou quaficontigus.

Je veux dire que la Moffette de la barre anime le tranfpirable de la premiere perfonne qui la touche, & forme une premiere Moffette fubalterne;

Que celle-ci tranfmet fa vibration au tranfpirable de la feconde perfonne, & en fait une feconde Moffette fubalterne, & ainfi des autres.

Je veux dire en un mot, que le Globe fumant anime & allume le tranfpirable de la barre; que celui-ci communique le mouvement & le feu à la premiere perfonne; que celle-ci embrâfe la feconde, & ainfi de fuite jufqu'à la derniere.

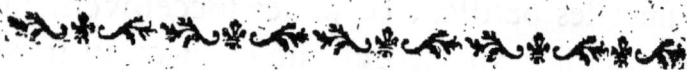

CHAPITRE X.

Action de l'air fur les Moffettes, & fur le tranfpirable de tous les Corps.

C'Eft un principe reconnu de tous les Phyficiens, que l'air agit fur tous les corps. Sa gravité, fon reffort les refferrent & les contiennent dans des bornes proportionnées à la plénitude de l'Univers.

EXPERIENCE.

Verſez un peu d'eau ſur une table.

EFFET.

La preſſion de l'air qui l'environne de toutes parts, en forme une goute, un globule, une petite ſphere.

Répandez un peu d'eau auprès de cette premiere goute.

EFFET.

La même preſſion la reſſerrera auſſi-tôt; & ſi l'eſpace eſt tel que les Athmoſpheres de ces deux goutes ſoient contiguës ou comme contiguës, vous les verrez s'élancer, ſe mouvoir l'une vers l'autre, s'unir étroitement, & n'en faire plus qu'une.

C'eſt cette même preſſion qui retient ſi puiſſamment deux hémiſpheres de métal, que pluſieurs chevaux ont bien de la peine à ſéparer.

C'eſt cette preſſion qui éleve les vapeurs & ſoûtient les nuages.

C'eſt cette preſſion qui contient & reſſerre les broüillards, & les empêche de s'élever plus haut.

C'eſt cette preſſion qui rétient l'exhalaiſon des Corps, & l'empêche de ſe diſſiper.

C'eſt cette preſſion qui reſſerre l'Athmoſphere de tous les corps, & lui preſcrit des bornes.

C'eſt cette preſſion qui ſoûtient les liquides, & les empêche de fluer.

APLICATION.

Le frottement & la rotation du Globe qui forment la premiere Moffette, la diſſiperoient bien-tôt, ſi l'air extérieur ne l'a retenoit, & ne la repouſſoit vers ſon principe.

Car tout corps auquel on communique un mouvement circulaire, fait un effort continuel pour s'écarter du centre de ſon mouvement, & s'échaperoit effectivement, ſi quelque cauſe extérieure ne l'arrêtoit dans ſon progrez.

La premiere Moffette s'échaperoit donc bien-tôt, ſi la preſſion de l'air ne formoit un obſtacle invincible.

Cette Moffette eſt donc obligée de refluer ſur elle-même, de s'accumuler & de ſe condenſer, pour ainſi dire, autour du Globe.

Mais on fufpend une barre de fer, ou
tout autre corps ; la Moffette radicale s'u-
nit bien-tôt à l'Athmofphere de la barre.

L'air extérieur les pouffe où elles trouvent moins de réfiftance , & où il y plus
d'analogie.

Ainfi & de l'Athmofphere de la barre,
& de l'exhalé du Globe , il n'en doit ré-
fulter qu'une feule & même Moffette,
comme de deux goutes d'eau contiguës,
où quafi contiguës , il n'en refulte qu'une
feule.

Mais comment cette Moffette peut-elle
agir fur les corps étrangers ? D'où vient,
par exemple , qu'une perfonne qui aproche
fon doigt de la barre, fe fent-elle pincée
jufqu'à la douleur ? L'air eft la caufe de cette impreffion , & la Moffette n'en eft que
l'inftrument. Developons ce Mécanifme.

Dès qu'on aproche de la barre , l'exhalé du doigt touche déja la Sphere de la
Moffette , & comme ces deux exhalaifons
ont plus d'analogie entr'elles qu'avec l'air
extérieur , celui-ci les fait couler l'une dans
l'autre.

La Moffette eft donc pouffée par toute
la force de l'air vers le doigt, & le tranfpirable de celui-ci eft auffi pouffé vers la
barre , & cela par la même raifon ; il

doit donc fe faire un choc & une collifion des deux Moffettes, des deux corps
élaftiques.

Et comme leurs déterminations font
opofées, & en fens contraire, il fe doit
faire un reflux réciproque du tranfpirable
vers le doigt, & de la Moffette vers la
barre.

Or ceci ne peut arriver que les nerfs
& les parties folides du doigt ne foient
ébranlées & fecoüées.

On doit donc fentir un pincement, une
lancination douloureufe.

La Moffette de la barre eft-elle fupofée
plus forte & plus abondante que l'exhalé
du corps vivant? La douleur en fera plus
grande.

La Moffette de la barre eft-elle infiniment fupérieure au tranfpirable? Celui-ci
refluëra vers fon principe, vers le doigt,
par exemple, avec tant de viteffe & de
force, qu'il ébranlera les nerfs & les efprits dans toute l'habitude du corps, &
occafionnera une fecouffe horrible dans toute la machine, jufqu'à la défaillance, jufqu'à la fyncope, jufqu'à la mort même.

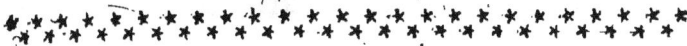

CHAPITRE XI.

Mécanisme de la Moffette attractive
& répulsive.

EXPERIENCE.

COupez des barbes de plume, des feuilles d'or, de cuivre, ou d'argent, par
petits morceaux ; répandez-les sur une af-
siète d'étain, & présentez-les sous la barre pendant la rotation.

EFFET.

Vous verrez tous ces petits corps s'élancer vers la barre, retomber sur l'assiette,
& continuer ainsi à monter & à descen-
dre pendant la rotation du Globe ; voilà
un Phénomène d'attraction & de répulsion.

EXPERIENCE.

Faites placer quelqu'un au-dessous de la
barre pendant le mouvement de la machine.

EFFET.

Vous verrez ses cheveux se hérisser,
se tenir droits, & s'élancer vers la barre.

Second Phénomène d'attraction.

EXPERIENCE.

Présentez au-dessus de la tête d'un homme qu'on électrise, un plat, une assiette de métal.

EFFET.

Ses cheveux s'éleveront comme dans la premiere Experience. Troisiême Phenomêne d'attraction.

EXPERIENCE.

Sous la main étenduë d'un homme monté sur le Gâteau, présentez des fragmens de feuilles de métal. . . Vous les verrez s'élancer avec force vers la main, & s'en écarter ensuite vers l'assiette. Voilà quelques jeux de l'attraction & de la répulsion de la Moffette électrique.

EXPERIENCE
D'UNE REPULSION SINGULIERE.

Passez pardessus la barre une petite chaîne de laiton, dont les deux extrémités descendent également de part & d'autre.

A ces deux extrémités de la chaîne attachez deux petits Balons de verre, dont

l'air

l'air a été pompé, & auxquels on a donné le nom de Bombes Philofophiques. Mettez la machine en mouvement.

E F F E T.

Vous remarquerez avec furprife que les deux Bombes qui fe touchoient avant le jeu de la machine, s'écarteront de plufieurs pouces l'un de l'autre pendant tout le tems de la rotation ; & ce qu'il y a de fingulier, c'eft que les deux bombes ne donnent aucune lumiere, même dans l'obfcurité, à la différence du matras phofphorique qui devient lumineux, foit qu'on l'attache à la barre, foit qu'on l'en approche de quelques pouces.

Voilà les plus belles expériences de l'attraction & de la répulfion des Moffettes. Developons le Mécanifme de tous ces faits.

1°. La Moffette électrique de la barre, du Globe & du verre attire les corps.

2°. Cette même Moffette femble les repouffer, dès qu'ils font arrivés au Centre de la Sphere.

EXPLICATION.

Lorfqu'on préfente un corps leger, une plume, une feuille d'argent, par exemple,

D

aux premieres couches de la Moffette électrique, c'eſt-à-dire, dès que quelque corps
leger aproche de l'exhalaiſon, l'air extérieur
débande ſon reſſort, les pouſſe juſqu'au
centre, c'eſt-à-dire, juſqu'à la barre dont
ils enfoncent la Moffette : mais celle-ci ſe
rétabliſſant par ſon élaſticité & pénetrant
l'Athmoſphere de la feuille, repouſſe le tout
avec une force égale à la premiere action :
les allées & les venuës, les aſcenſions &
deſcenſions, ou plûtôt les vibrations continuelles de la feuille viennent donc d'un
jeu alternatif du reſſort de l'air & de la
Moffette.

Une preuve que les vibrations répetées
des corps viennent du reſſort de l'air & de
la Moffette, c'eſt que dans le vuide même
imparfait, tel qu'eſt celui de la Machine
Pneumatique, les Phénomênes de l'attraction & de la répulſion ſont peu ſenſibles. La
raiſon en eſt claire, *ſublatâ causâ tollitur
effectus.*

L'attraction & la répulſion peuvent donc
s'expliquer d'une maniere mécanique, ſans
avoir recours à une matiere effluente & affluente, qui embaraſſe plus le mouvement,
qu'elle ne le favoriſe.

Si l'on veut que la feuille de métal une
fois plongée dans la Moffette de la barre,

retourne fur fes pas, parce qu'elle devient
plus légere , parce que fon Athmofphere
animée du mouvement de la Moffette a acquis un plus gros volume qui la rend plus
legere , je ne m'y opoferai pas; car meme
en ce cas l'attraction & la répulfion vien-
dront toujours du reffort de l'air.

En un mot l'air qui environne le Globe ,
fe dilate , fe rarefie pendant la rotation.

L'air qui environne la barre , doit auffi
fe rarefier par le mouvement de la Moffette.

Si donc une plume , un corps leger aproche de cette Sphere rarefiée , il faut de ne-
ceffité que l'air poftérieur les enfonce & les
précipite jufques dans le centre.

OBJECTION.

Mais dira quelqu'un , cette plume , cette
feuille que l'air a lancée vers la barre , devroit s'y attacher , fans revenir fur fes pas.

RÉPONSE.

Si la barre & fa Moffette , que l'air vient
d'enfoncer avec la feuille métallique , étoit
fans réfiftance & fans reffort , l'objection
feroit embaraffante : mais comme l'expérience nous aprend que la réaction de la

Moffette est égale à l'impulsion de l'air, la difficulté s'évanoüit & tombe d'elle-même.

Un ballon qu'on lance contre le pavé, rebondit par son ressort.

La petite feuille, la plume & tous les corps sont des ballons, puisqu'ils sont remplis d'air, & envelopés d'une Athmosphere qui a son ressort. Cela est évident dans l'épingle, dans l'aiguille qui nagent sur l'eau.

Si l'on aproche un corps étranger du petit berceau lumineux qui les envelope, le tout s'enfuit; l'aiguille & le berceau s'écartent & éludent l'action étrangere : & si dans la pourfuite de l'un & de l'autre, l'aiguille vient à heurter contre les bords du vaisseau, on voit le berceau lumineux se resserrer, se comprimer; mais dès que la force majeure cesse d'agir, l'équilibre se rétablit, & l'aiguille prend le large.

La feuille métallique plongée dans la Sphere de la Moffette, en suit le courant & la vibration, elle obéit pour un moment à la pression de l'air qui l'enfonce, elle s'enfonce elle-même, & dejà son Athmosphere souffre compression à la rencontre de la barre; mais bientôt son ressort se débande, & sa réaction la repousse vers l'endroit d'où elle étoit venuë.

Si une bille, un corps élaſtique vient à heurter contre un plan quelconque, elle s'aplatit, elle obéit pour un inſtant, elle cede à la plus grande force; mais bien-tôt elle ſe rétablit d'elle-même, elle rebondit en ſens contraire, & retourne vers l'endroit d'où elle étoit venuë.

Il en eſt de même de la petite feuille, qui heurte contre la barre ou contre le Globe.

Si deux billes viennent à la rencontre l'une de l'autre, par des déterminations diamétralement opoſées, on les voit pour un moment ſe coller l'une à l'autre, & faire ſtaſe; mais bien-tôt leur reſſort opoſé les repouſſe, & on les voit rejaillir l'une vers l'Orient, & l'autre vers l'Occident.

Dans l'experience des deux petites Bombes philoſophiques, dont j'ai parlé plus haut, on voit bien que pendant la rotation elles s'écartent l'une de l'autre. Je ſupoſe qu'une force étrangere les fit aprocher pour un inſtant, elles obéïroient tant que la force étrangere ſeroit préſente; mais écartez cette cauſe, le reſſort de leur Moffette les repouſſera comme auparavant.

Ainſi 1º. une plume plongée dans la ſphere de la Moffette doit être lancée vers la barre, ou vers le tube par la preſſion de l'air extérieur.

Ainsi 2º. cette même plume arrivée au terme, au plan solide, à la barre, au tube, &c. doit réagir par le ressort de son Athmosphere, & reculer en arriere jusqu'à ce que rencontrant un nouvel obstacle, elle réagisse une seconde fois, donne une nouvelle prise à la pression de l'air, & remonte de nouveau vers la barre.

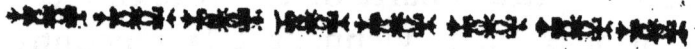

CHAPITRE XII.

Accension de la Moffette électrique.

EXPERIENCE.

SUspendez auprès du Globe un canon de tôle, ou de cuivre garni d'une frange d'or ou d'argent.

EFFET.

Dès les premiers tours de la machine, la main qui apuye sur le Globe, paroît lumineuse.

Chaque filament de la frange porte à son extrémité un petit bouquet de lumiere.

Crachez sur le Globe.... Une Zone de lumiere l'environne de toutes parts.

EXPERIENCE.

Otez le canon , & fufpendez au-deffus du Globe un mouchoir de fil & de coton. .

E F F E T.

Toute la furface qui eft tournée vers le Globe , paroît toute en feu & parfémée d'une infinité de toiles rayonnantes. C'eft une Moffette lumineufe.

EXPERIENCE.

Sufpendez de nouveau la barre avec fa frange , & continuez la rotation.

E F F E T.

Vous apercevrez des étincelles qui femblent s'échaper de la barre , fans qu'on y touche. C'eft la feconde Moffette étincelante & fpontanée.

EXPERIENCE.

Vers le milieu de la barre , ftratifiez l'un fur l'autre des morceaux de glace de miroir , des fragmens de foye , des petites feuilles de fer-blanc , de maniere que la feconde couche déborde , ou excede la

premiere , que la troifiême furpaffe la feconde , & ainfi de fuite.

Mettez la main fur le Globe , & accé-
lerez la rotation.

E F F E T.

En un inftant la barre s'électrife & l'é-
tincelle que vous tirerez de la frange , fera
fuivie d'une infinité d'autres qui partiront
des petites feuilles de fer-blanc ftratifiées.
Vous les verrez s'élancer , petiller & bruir
dans tout le contour de la ftratification.
J'en ai compté jufqu'à cinquante , & ce
qu'il y a de particulier , c'eft que les étincelles font beaucoup plus groffes , plus lumineufes & plus vives que celles que l'on
tire de la frange , ou de la barre. C'eft la
troifiême Moffette fympathique , lumineufe,
étincellante , & fulgurante.

EXPERIENCE.

Placez le pendule à l'extremité de la barre , faites-le defcendre dans un grand vafe
de verre à moitié plein d'eau.

E F F E T.

La lumiere paroît dans l'intérieur du
vafe , & on la voit rayonner de toutes

parts. C'est la quatrième Moffette lumineuse, rayonnante & concentrée.

EXPERIENCE.

De l'extremité de la barre laissez pendre une petite chaîne de laiton, que vous ferez empoigner par un homme monté sur le Gâteau.

EFFET.

En un instant cet homme acquiert une puissance flammifique, & met le feu à l'eau de vie, à l'esprit de vin qu'on lui presente. C'est la cinquième Moffette embrâsante.

Voilà quelques Phénomênes des Moffettes qui jettent feu & flamme, & embrâsent les corps que l'on plonge dans la sphere de leurs écoulemens.

EXPLICATION.

1°. La Moffette radicale n'est qu'une exhalaison émanée du Globe électrique par la rotation & par le frottement de la main.

Ce même mouvement échauffe le Globe, dilatte les pores, ranime la matiêre céleste qui étoit comme engourdie.

Le double mouvement de rotation &

frottement forme une eſpece d'Athmoſphere exhalée, qui contient mille parties
heterogênes, celeſtes, ſulphureuſes, aëriennes.

Cela poſé, il n'eſt pas difficile d'expliquer la formation des Moffettes embrâſées.

Car le feu n'eſt qu'une matiere nitro-
ſulpheureuſe, agitée par la matiere celeſte, qui en eſt comme l'ame & la premiere cauſe.

Or par le frottement & la rotation du
Globe nous exprimons une matiere nitro-
ſulpheureuſe.

Cela eſt demontré par l'odeur qu'exhale
le Globe pendant la rotation.

Par le frottement & la rotation on
échauffe le Globe, on dilatte ſes pores,
on réveille, pour ainſi dire, la matiere
céleſte qui étoit aſſoupie.

Par le frottement & la rotation, les
parties du Globe ſont ébranlées & ſecouées
comme celles d'un verre, ſur les bords
duquel on fait gliſſer ſes doigts.

Le frottement & la rotation produiſent
donc une oſcillation, une vibration dans
les parties les plus inſenſibles du Globe.

Le frottement & la rotation expriment
des parties ſulpheureuſes, aëriennes, lan-
cées & éjaculées de toutes parts à la cir-

conference avec la matiere celeste.

Or de l'aveu des plus grands Phyſi-
ciens , un tel mouvement eſt la cauſe
primitive & radicale de la lumiere & du feu.

Donc le frottement & la rotation doivent produire une Athmoſphere , une
Moffette embrâſée.

Donc la main , la frange & l'extrémité
de la barre doivent paroître lumineuſes
pendant la rotation & le frottement. Premier principe de lumiere & de feu dans la
Moffette radicale du Globe.

2°. Cette Moffette fumante & embrâſée
n'a pas plutôt touché les corps que l'on
ſuſpend dans ſon voiſinage , qu'elle leur
communique toute ſa force & ſon oſcillation.

Le Globe fumant ne touche pas plûtôt
le tranſpirable exhalé des corps voiſins ,
de la barre , par exemple , qu'il forme une
ſeconde Moffette embrâſée ſemblable à la
premiere.

La main qui change la direction de la
premiere Moffette , détourne le torrent
embrâſé , le pouſſe vers la barre & enflamme ſon Athmoſphere.

Le feu paſſe donc du Globe à la barre ;
& s'il n'eſt pas ſenſible avant l'aproche
d'un corps étranger , c'eſt qu'il eſt trop

rare, & que faute d'un aliment groffier & fenfible, il échape à nos fens.

Mais lorfqu'on aproche le doigt de la barre, le tranfpirable étant pouffé par l'air dans la Sphere de fon activité, on le voit agir à l'inftant, l'étincelle part & frape tout-à-la-fois la barre & le doigt où il excite un pincement, une lancination douloureufe.

Si au lieu du doigt on eut prefenté un vafe rempli d'une liqueur fubtile & ful-pheureufe, de l'efprit de vin, par exemple, le tranfpirable de celui-ci plongé dans la Moffette dérivée auroit exercé fon action, fon reffort auroit fait partir l'étin-celle comme dans le premier cas, laquelle agiffant tout-à-la-fois contre la liqueur & la barre auroit communiqué fa vibration aux parties mobiles & déja exhalées de l'efprit de vin, & les auroit enflammées. Second principe d'incendie & d'embrâfe-ment.

3°. Comme la Moffette radicale unie à l'Athmofphere de la barre, produit une feconde Moffette embrâfée; de même, fi l'on fufpend differens corps contigus ou quafi-contigus, leurs Athmofpheres de-viendront autant de Moffettes qui, com-muniquans les unes avec autres, & four-
niffant

niffans leurs parties exhalées , formeront toutes enfemble une Moffette générale beaucoup plus vive, & plus forte à raifon des furfaces & des longueurs , comme plufieurs petits feux réünis enfemble forment un incendie general. Troifiême principe d'accenfion & d'embráfement dans les Moffettes fubalternes.

CHAPITRE XIII.

Moffette foudroyante.

EXPERIENCE DE LEYDE.

AU commencement de l'année mil fept cens quarante-fix , Monfieur Muffembroëk voulut examiner fi l'eau étoit un milieu propre à ramaffer & à propager la Moffette électrique.

Pour cela il remplit à moitié d'eau un grand vafe de verre de Bohême ; il y plongea un fil de laiton attaché à la barre.

EFFET.

Dès que le pendule fut dans l'eau, il aperçut une grande lumiere qui rayonnoit de toutes parts. C'eft la Moffette concentrée.

E

Mais tandis que d'une main il tenoit le vase, il posa l'autre sur la barre pour en tirer l'étincelle.

A l'instant il se sentit frapé au bras, aux épaules & dans la poitrine; & sa frayeur fut si grande, qu'il écrivit quelque jours après à Monsieur de Reaumur, que pour le Royaume de France il ne s'y exposeroit pas une seconde fois. Telle est la fameuse experience de Leyde. Elle a depuis été variée & nuancée de bien des manieres dont nous parlerons dans la seconde partie de cet ouvrage.

EXPLICATION.

Dès que le pendule fut plongé dans l'eau, Mussembroek aperçût une grande lumiere qui rayonnoit de toutes parts. C'est une Moffette concentrée.

La Moffette radicale animant l'Athmosphere de la barre, forme une Moffette secondaire à laquelle elle communique toute sa force & sa vibration, & avec laquelle elle forme un tout composé de mille parties hétérogênes, célestes, sulpheureuses, aëriennes.

Ces deux Moffettes embrasées allument bien-tôt le transpirable du pendule, & forment une troisiéme Moffette subalterne.

Ces trois feux agissent sur l'Athmosphere exhalée de l'eau qui est renfermée dans le vase, voilà donc quatre Moffettes embrâsées.

Mais comme l'eau est un milieu plus propre à recevoir leur impression & leur mouvement, c'est-à-dire, comme les Moffettes s'insinuent plus facilement dans ce liquide que dans l'air même, il se fait dans le vase un amas de lumiere Moffettique qui brille & rayonne de toutes parts, quelquefois avec tant de force & d'action, qu'elle brise le vaisseau.

Je passe à la seconde partie de l'experience

Tandis que Mussembroëk tenoit le vase d'une main, il posa l'autre sur la barre, pour en tirer l'étincelle ; & à l'instant il sentit une horrible secousse dans toutes les parties du corps. C'est la Moffette foudroyante.

PRINCIPE.

Les corps se portent toujours où ils trouvent moins de résistance.

On aproche le doigt de la barre, & deslors le transpirable du doigt est deja plongé dans la Moffette embrâsée. L'air exterieur se trouve donc comme intercepté : les colonnes voisines qui frapent sur le reste de la barre, sur le pendule, sur la Moffette concentrée du vaſe, doivent donc pouſſer avec une force & une viteſſe infinie la matiere électrique vers le doigt qui eſt plongé dans la ſphere de ſon activité.

Il doit donc ſe faire un choc, un *impetus* de toute la Moffette ſur la partie du doigt qui aproche de la barre; cette partie doit donc éprouver une ſecouſſe vive & bruſque, capable d'ébranler les nerfs & leur ſuc, le feu vital & l'eſprit de lumiere dont le corps animal eſt rempli, les pouſſer, les agiter, les faire refluer juſqu'à la tête, juſqu'au *Senſorium*, cauſer une commotion, une ſecouſſe & un ébranlement general dans toutes les parties du corps.

Si la vûë inopinée d'un objet eſt capable de cauſer une frayeur mortelle, pourquoi l'impreſſion de l'étincelle moffettique ne pourroit-elle pas par ſa piqueure, ſa vibration & ſon mouvement ébranler le ſuc nerveux, les eſprits animaux, embrâſer la tranſpiration, & produire ce mouvement convulſif qui ſe fait ſentir dans toute l'habitude du corps?

Si un leger chatouillement aux côtés & ſous la plante des pieds cauſe dans la machine de notre corps des mouvemens ſi biſarres, ſi irréguliers, juſqu'à nous faire tomber en ſincope, pourquoi la vibration de l'étincelle fulminante ne pourroit-elle pas devoyer, égarer les efprits & produire ces étranges fecouffes hautes & baffes dans tout le corps?

Ainfi l'*impetus*, la vibration de la Moffette concentrée, pouffée vers le doigt par toute la force & le reffort de l'air extérieur eft plus que fuffifante pour produire les fymptômes de l'Experience de Leyde.

Quand c'eft la même perfonne qui tient le vafe d'une main, & tire l'étincelle de l'autre, la Moffette agit d'abord fur le doigt qui s'aproche de la barre, & lui fait fentir toute fon action, tout fon mouvement.

Mais à fon tour le reffort du doigt foulé & comprimé repouffe la Moffette jufques dans la bouteille, & par conféquent la fait réagir contre les parois intérieurs du vafe, leur communique fa vibration, & fait fentir la fecouffe à l'autre bras qui tient la bouteille.

C'eft la même chofe qu'une feule perfonne foutienne le vafe & tire l'étincelle, ou que plufieurs fe tiennent par la main. La fecouffe doit être la même, parce que quand des corps élaftiques font contigus, l'impreffion qui fe fait fur le premier, doit s'étendre, fe propager au même inftant à tous les autres.

E iij

Dans une fuite nombreufe de billes contiguës, l'impreffion de la premiere fe tranfmet en un inftant jufqu'à la derniere.

De même quand la Moffette a communiqué fa fulmination vibratoire à la perfonne
qui tire l'étincelle, toutes les autres qui la
touchent, doivent reffentir en même-tems le
contrecoup, parce que tous les corps à raifon de leur contiguité n'en font plus qu'un.

La Moffette de la barre embrâfe l'Athmofphere & le tranfpirable de la perfonne
qui tire l'étincelle. Celle-ci une fois embrâfée porte & communique le feu à la feconde, de celle-cy il paffe à la troifième, à la
quatrième, &c.

REMARQUE.

Il n'eft pas neceffaire qu'il y ait communication entre la perfonne qui tire l'étincelle, & celle qui foutient le vafe.

Il m'eft arrivé plufieurs fois, qu'en don-
nant quelques avis à ceux qui foutenoient la
bouteille, j'aprochois inconfiderément mes
doigts de la frange; & alors j'étois non-feulement pincé, mais encore fecoué dans
tout le corps avec tant de force que j'ai été
renverfé trois fois. C'eft pourquoi je me tiens
plus en garde que jamais, quand il s'agit
de faire l'Experience de Leyde.

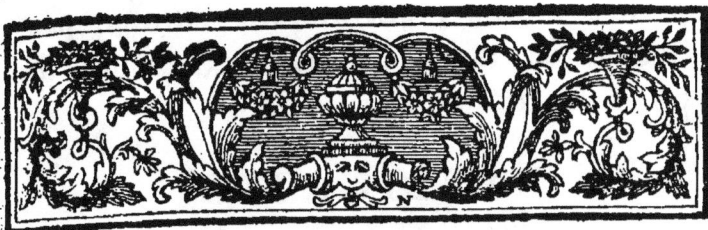

SECONDE PARTIE

HISTOIRE des principaux Phénomênes de l'Electricité, avec l'explication des plus belles Experiences faites par l'Autheur.

- - - - - - - - - -

PREMIERE EXPERIENCE

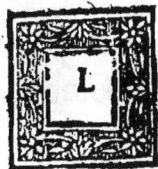

L E vingt-fix Septembre mil fept cens quarante-fix, Tems pluvieux, Vent Oüeft, Mercure à vingt-fept pouces.

J'avois une main fous l'Equateur du Globe pendant la rotation, & de l'autre je tenois un mouchoir fufpendu au-deffus à deux pouces de diftance.

EFFET.

La partie du mouchoir qui regardoit le Globe, parut couverte d'une infinité de

petites étoiles , qui étoienr comme pen-
duës , & attachées aux extrémités des
poils du mouchoir.

EXPLICATION.

La Moffette radicale du Globe compofée de mille parties hétérogênes , céleftes ,
fulphureufes, aëriennes , communicant avec
l'Athmofphere des extrémités filamenteufes
du mouchoir , lui imprimoit fa force &
fa vibration ; l'action & la réaction des
deux Spheres exhalées produifoient le miracle de la Moffette lumineufe.

II. EXPERIENCE.

Le vingt-huit Septembre , Tems varia-
ble Mercure à vingt-fept pouces cinq lignes , je tenois une main fous le Globe ,
& j'aprochois l'autre en-deffus.

E f f e t.

Il parut aux extrémités des doigts des
petites boules de feu de la groffeur d'une
noifette.

Je fentois une lancination douloureufe,
j'entendois un petillement femblable à
celui d'un bois vermineux qu'on jette au feu.

EXPLICATION.

La Moffette radicale du Globe embrâ-
foit l'Athmofphere nitro-fulpheureufe qui
envelopoit les doigts. Et l'action & la réac-
tión des deux Moffettes produifoient un
choc, une collifion qui agiffant en fens
contraire, me faifoit fentir le pincement
& la lancination.

Le pétillement n'étoit que l'effet de la
collifion, d'où naiffoient dans l'air voifin
les vibrations fonores.

III. EXPERIENCE.

Le même jour je préfentai au-deffus du
Globe une cuillier d'argent pleine d'efprit
de vin.

EFFET.

Il parut une petite flamme fous la cuillier, & je n'en aperçûs aucune en-deffus.

Mais quelqu'un des Spectateurs apro-
chant le doigt pour tirer l'étincelle de l'efprit de vin, celle qui brilloit auparavant
fous la cuillier, s'éteignit & difparut pendant tout le tems que le doigt refta au-
deffus.

EXPLICATION.

1°. Il paroiffoit une petite flamme entre le Globe & la cuillier par la collifion, par l'action & la réaction des deux Moffettes de la cuillier & du Globe.

2°. Mais quelqu'un des Spectateurs aprocha fon doigt en-deffus. . . . alors les deux premieres Moffettes s'écoulant, pour ainfi dire dans l'Athmofphere du doigt, en firent une troifiême fubalterne, dont la réaction contre les deux premieres caufa l'accenfion & l'étincelle, & fixa pour toujours les forces & les vibrations de fes deux antagoniftes.

Car par les principes pofés, les corps s'élancent toujours vers l'endroit où ils trouvent moins de réfiftance, & s'uniffent conftamment à tous les corps avec lefquels ils ont plus d'analogie : Or les deux Moffettes du Globe & de la cuillier trouvoient moins de réfiftance dans l'Athmofphere du doigt, & avoient plus d'analogie avec fes écoulemens : l'une & l'autre devoient donc s'y porter avec impetuofité, & par une efpece de vol invifible devoient s'attacher au doigt.

IV. EXPERIENCE.

Le même jour je tenois d'une main une clef couchée horizontalement au-deſſus du Globe.

EFFET.

Le feu ſe communiqua à l'inſtant dans toute l'étenduë de la clef , on le voyoit rouler d'un bout à l'autre , retomber en forme de pluye ſur le Globe , d'où par des vibrations réïtérées il rebondiſſoit vers la clef.

EXPLICATION.

L'Athmoſphere exhalée du fer s'embrâſoit & s'enflammoit à l'aproche de la Moffette radicale. L'action & la réaction des forces opoſées devoient naturellement produire ces vibrations ; ainſi le feu devoit alternativement retomber en forme de pluie , & rebondir vers la clef.

V. EXPERIENCE.

Le même jour j'aprochai une cuillier pleine d'eſprit de vin.

EFFET

Je voyois l'étincelle entre la cuillier & le Globe ; mais l'esprit de vin ne donnoit aucune lumiere.

J'inclinai la cuillier pour en faire tomber quelques goutes sur le Globe.... A l'instant une flamme circulaire se répandit sur la circonférence en forme de Zone lumineuse, & ce Phénomêne dura plus d'une minute.

EXPLICATION.

J'ai donné plus haut l'explication de la premiere partie de cette Expérience. Voici le Mécanisme de la seconde.

En penchant la cuillier, il tomba quelque goute de la liqueur sur le Globe.

Ces goutes conçurent aussi-tôt le mouvement de rotation, & furent bien-tôt divisées & exhalées en une infinité de parcelles, lesquelles embrâsées par la moffette radicale, formoient une Zone lumineuse autour du Globe : & cette lumiere dura jusqu'à ce que les parcelles dissipées s'évanoüirent entierement.

VI. EXPERIENCE.

Le même jour une personne cracha sur le Globe pendant la rotation.

EFFET

EFFET

La salive s'enflamma & répandit dans toute la chambre une forte odeur d'ail & de soufre.

EXPLICATION.

La salive est composée de parties aqueuses mêlées de soufre & d'autres exhalaisons animales : elle dut donc s'enflammer, & comme ces parties étoient plus grossieres, elles durent répandre une odeur & plus forte & plus penetrante.

VII. EXPERIENCE.

Le même jour, on présenta au Globe l'extrémité barbuë d'un Plumeau.

EFFET.

1°. Il ne parut aucun feu, aucune lumiere.

Mais l'ayant retourné, on aprocha la partie cartilagineuse à laquelle les plumes sont attachées. . .

2o. Il partit des étincelles assez vives, & assez piquantes.

F

EXPLICATION.

La plume eſt mollaſſe & deſtituée d'un reſſort ſuffiſant pour réagir contre la Moffette ; on n'en put donc tirer aucune étincelle.

L'extrémité opoſée, comme plus ſolide & plus compacte, fit réagir ſon Athmoſphere, elle dut donc donner de la lumiere & du feu.

VIII. EXPERIENCE.

Suſpendez au-deſſus, ou à côté du Globe un bâton de poix-réſine.

EFFET.

Il tire des étincelles vives & bruyantes.

EXPLICATION.

Tous les corps durs & élaſtiques ſont ſuſceptibles de l'Électricité, parce que tous font réagir leur Athmoſphere contre la Moffette radicale du Globe.

REMARQUE.

Cette expérience ne favoriſe pas beaucoup le Syſtême de ceux qui prétendent que les corps électriques par eux-mêmes ne reçoivent que peu ou point d'électricité par communication.

IX. EXPERIENCE.

Le vingt-neuf Septembre, beau tems, Mercure à vingt-huit pouces, Vent Nord-Oüest, je montai sur un Gâteau de poix.

EFFET.

La main qui frottoit le Globe ne parut point lumineuse.

Je descendis de dessus le Gâteau... & à l'instant elle parut toute en feu. C'est-à-dire, que quand je montois sur le Gâteau, il ne paroissoit aucune lumiere à la main; mais quand mes pieds posoient immédiatement sur le sole de la chambre, la lumiere électrique brilloit sur tous les doigts.

X. EXPERIENCE.

Le même jour je suspendis auprès du Globe un tube de fer-blanc.

Au milieu & vers l'extrémité j'attachai deux chaînes de laiton qui pendoient.

J'avois préparé deux Gâteaux éloignés

de trois pieds l'un de l'autre, fur lefquels
je fis monter deux perfonnes qui d'une
main tenoient les extrémités des chaînes,
& fe touchoient de l'autre & je mis la
machine en mouvement.

Effet.

Il ne parut aucune lumiere, aucune
étincelle.

Je leur dis de fe féparer de façon que
leurs mains ne s'éloignaffent que d'une ligne environ, comme s'ils euffent voulu
tirer quelques étincelles. . . mais ce fut
fans effet. Il ne parut ni feu ni lumiere.
Ceux au contraire dont les pieds pofoient
fur le fole, tiroient des étincelles vives &
douloureufes.

EXPLICATION.

Ces deux Experiences nous conduifent
tout naturellement à conclure que deux
corps ifolés, & communiquans avec la
barre ou le Globe, n'agiffent & ne réagiffent point l'un contre l'autre, du moins
jufqu'à étinceler.

Qu'un corps électrique n'agit & ne réagit que contre ceux qui ne le font pas.

Qu'un corps électrifé n'agit & ne réagit que contre ceux qui ne le font pas.

Tachons de developer ce myftere.

1°. Quand je monte fur le Gâteau, la Moffette radicale du Globe fe communique bien-tôt à toute mon Athmofphere qu'elle tranfmuë en Moffette fecondaire ou derivée.

Mais comme elle pofe fur le Gâteau qui ne réagit que peu ou point, le premier feu radical s'écoule & fe diffipe, pour ainfi dire, dans toute l'habitude exterieure du corps qui ne fait plus qu'un avec le Globe & fa Moffette, & par conquent le rend incapable d'étinceller, c'eft-à-dire, de réagir contre lui.

Quand au contraire mes pieds pofent fur le fole, il fe fait une collifion, un conflict entre mon Athmofphere & la Moffette radicale, parce que *l'impetus* de celle-ci fur mon corps eft repouffé par le reffort du plancher.

2°. Il en eft de même des deux perfonnes qui font montées fur le Gâteau, & qui communiquent avec la barre ou le Globe. Leurs Moffettes fubalternes abforbées, & comme incorporées dans celle de la barre ou du Globe, ne font plus qu'un même tout, dont les différentes parties fe foutiennent, bien loin de fe détruire.

Ainfi c'eft en vain que la premiere perfonne aproche de la feconde, elle n'en pourra jamais tirer aucune étincelle, parce que, à raifon de leur communication, elles ne font plus qu'un même tout exhalé, une feule & même Moffette, incapable d'agir ou de réagir contre elle-même, du moins jufqu'à étinceller.

3°. Il n'en eft pas de même des Spectateurs dont les pieds pofent fur le fole; parce que la réaction du corps non ifolé eft foutenuë du reffort du plancher.

XI. EXPERIENCE.

Sufpendez horizontalement une cuillier de métal, la concavité tournée vers le Globe.

EFFET.

Tout le bord de cette cuillier devient lumineux, il en part mille étincelles qui s'élancent, voltigent & heurtent avec bruit les unes contre les autres dans toute la concavité.

EXPLICATION.

La premiere étincelle en fait partir d'autres que nous apellons fympatiques.

La Moffette radicale du Globe agiffant fur les différentes parties de l'Athmofphere de la cuillier, l'enfonce, la comprime en différens côtés, & par conféquent occafionne une réaction, une collifion, d'où naiffent les étincelles dont les vibrations & les fecouffes répetées font bruir l'air, d'où proviennent le pétillement & le fon que l'on entend.

XII. EXPERIENCE.

Le 30. du même mois, Vent Nord-eft, Mercure à 28. pouces, je montai fur l'efcabeau, & je mis la machine en mouvement, un des Spectateurs me préfenta une tabatiere d'argent.

EFFET.

Dès l'aproche il fortit une étincelle de la tabatiere, & une autre de mes doigts, où je reffentis un pincement douloureux.

EXPLICATION.

Effet naturel de la collifion, de l'action & de la réaction réciproque de la Moffette de mes doigts, & du tranfpirable de la tabatiere & du tabac.

XIII. EXPERIENCE.

Pendant que j'étois ainsi monté sur le Gâteau, une main toujours appuyée sur le Globe, quelqu'un me dit que le feu étoit à mes talons; je régardai aussi-tôt, & j'aperçûs une petite flamme bleuâtre qui, croissant peu à peu, & s'élevant comme par degrés, monta jusqu'aux genoux. La frayeur me prit, & je descendis de dessus l'escabeau.

XIV. EXPERIENCE.

Le lendemain je repetai la même Experience, elle me réussit de même, mais me sentant échauffé, & la respiration comme embarassée, je n'y restai pas plus long-tems.

EXPLICATION.

Les Moffettes dérivées, les subalternes : en un mot toutes les Athmospheres des corps qui communiquent avec le Globe, reçoivent l'*impetus*, la vibration, la force & la lumiere de la Moffette radicale. Comme elle, elles doivent donc s'embrâser, s'enflammer, sur tout quand le transpirable exhalé est plus abondant, plus sulphureux, tel qu'est celui des corps vivans. Le tranfpirable d'un chat , par exemple, s'enflamme à la moindre friction : un leger frottement le fait étinceller de toutes parts.

L'homme eft plein d'une matiere de feu, qui exhale continuellement.

Il eft des tempéramens chauds que la moindre électricité embrâfe , pour ainfi dire.

J'en ai vû qui ne defcendoient jamais de deffus le Gâteau , fans fe plaindre d'une chaleur intolérable qu'ils reffentoient dans les pieds & dans les jambes ; & cela dans les plus grands froids de l'hyver.

J'ai fouvent remarqué que les perfonnes d'un poil roux étoient beaucoup plus fenfibles à l'électricité que les autres.

J'en ai vû d'extrêmement robuftes être renverfés par terre dans l'expérience de Leyde , quoiqu'on ne fe fervît que d'un cylindre de trois pouces de diametre, d'un tuyau de fer-blanc de deux pieds , & d'un verre d'eau.

Il y en a qui fe fentent frapés à la tête, & qui font à l'inftant accueillis d'une douleur extrême , accompagnée d'une fiévre qui ne les quitte qu'au bout de quelques jours.

REMARQUES.

Pour réuſſir dans ces deux Expériences, il faut reſter long-tems ſur le Gâteau, animer le Globe par une rotation un peu plus rapide, & le moüiller de tems-en-tems, car on ne ſçauroit croire combien ce dernier moyen augmente les effets de l'électricité.

XV. EXPERIENCE.

Le 16. Octobre, beau tems, Mercure à 28. pouces, je montai ſur l'eſcabeau, je mis une main ſous le Globe, & quand il fut un peu échauffé, je préſentai l'autre en deſſus.

EFFET.

Je voyois & je ſentois les étincelles à l'ordinaire ; mais une perſonne curieuſe voulut auſſi le toucher & aprocha ſes doigts des miens.

EFFET.

A l'inſtant nous jettâmes tous deux un grand cris, & nous reſſentîmes une dou-leur & une ſecouſſe haut & bas dans tout

le corps, & particulierement dans les doigts
des pieds.

EXPLICATION.

Une forte & longue électricité augmen-
mente confidérablement l'activité de la
Moffette radicale.

De là les étincelles plus vives, plus piquantes & plus douloureuses.

De là l'action & la réaction des deux
Athmofpheres de la perfonne montée fur
le Gâteau, & de celle dont les pieds pofoient fur le fole.

De là l'*impetus* & la fulmination. De là
enfin ces grandes fecouffes dans toutes les
parties du corps.

COROLLAIRE.

L'experience de Leyde peut donc fe
faire fans eau, fans barre de fer.

La fimple étincelle du Globe & des
corps vivans qui le touchent, peut donc
devenir foudroyante. Que dis-je? elle peut
devenir meurtriere. On le verra à la fin
de cette partie.

XVI. EXPERIENCE.

Le lendemain je préfentai au-deffus du
Globe un œillet-d'inde.

EFFET.

Il parut lumineux, mais les étoiles qui étoient comme attachées à la fleur, paroiſ-foient plus petites que celles du mouchoir dont j'ai parlé plus haut.

EXPLICATION.

Tous les corps qu'on aproche de la Moffette radicale, paroiſſent lumineux. Leur Athmoſphere s'enflamme & s'embrâ-ſe, parce qu'elle participe aux oſcillations, aux vibrations de l'exhalé du Globe. Mais comme la pouſſiere repanduë ſur les ſur-faces de la fleur eſt beaucoup plus fine que les filets du mouchoir, les étincelles paroiſſoient beaucoup plus petites.

REMARQUE.

Je ferai voir dans la ſuite que les Vé-getaux ſont au moins auſſi ſuſceptibles de l'électricité que les Métaux.

XVII. EXPERIENCE.

Depuis le 9. Décembre juſqu'au dix-huit les brouillards m'empêcherent de réuſſir dans mes épreuves. Je rêvois, & cher-chois

chois les moyens de vaincre ces obstacles ;
enfin il me vint dans l'idée que l'humidité qui s'attachoit au Globe & à la barre , pouvoit en être la cause. Ainsi pour
la dissiper , je passai le Globe & la barre
au-dessus de la flamme d'une chandelle ,
& aussi-tôt je mis la machine en mouvement.

E F F E T.

Dès les premiers tours je tirai des étincelles aussi vives , aussi bruyantes & aussi
foudroyantes que dans un tems sec.

EXPLICATION.

Ce n'est donc pas proprement l'humidité de l'air qui détruit l'électricité , mais
seulement celle des instrumens.

Car quand ils sont bien desséchés , les
expériences réussissent à l'ordinaire dans les
lieux les plus humides.

Ainsi le systême qui porte que les parcelles d'eau répanduës en l'air détruisent
l'Électricité des corps , est contraire à
l'expérience.

Quelqu'un me dira peut-être que l'humidité qui s'attache au Globe & à la
barre, vient de l'air ; & qu'ainsi c'est tou-

G

jours l'humidité de celui-ci qui arrête &
fufpend les effets électriques?

REPONSE.

Je conviens que l'humidité qui vient
de l'air, s'attache au Globe & à la barre.

Que cette même humidité adhérente
aux Inftrumens, les rend moins fufceptibles des jeux électriques.

Je conviens que l'humidité diminuë le
reffort de l'air.

Mais cela ne prouve pas que cette humidité de l'air l'empêche d'agir ou de réagir contre les Moffettes, puifque dans les
tems & les lieux les plus humides, les
experiences ordinaires, réuffiffent affez bien,
pourvû qu'on deffeche les Inftrumens.

SECONDE EXPLICATION.

Mais pourquoi l'humidité qui s'attache
aux Inftrumens, retarde-t'elle les effets
électriques?

C'eft que l'humidité qui pénetre les
Inftrumens, les engorge, les abreuve d'un
aqueux qui affoiblit leur reffort.

D'où vient, par exemple, dans les
brouillards, les Cloches & autres Inftrumens ne rendent que très-peu de fon; fi ce

n'eſt que leurs parties abreuvées des vapeurs, s'amoliſſent, ſe diſſolvent, pour
ainſi dire, & perdent une partie de leur
reſſort, qui ne ſe rétablit que par l'éva-
poration & par la ſéchereſſe.

XVIII. EXPERIENCE.

Le 20. du même mois, toujours occu-
pé de l'étude du Globe, je ne tirai que
quelques étincelles de la frange, la barre
ne rendoit aucune lumiere : je paſſai légerement une chandelle par-deſſous d'un
bout à l'autre, pour diſſiper une certaine
humidité que je voyois fuir devant la
chandelle ; après quoi j'imprimai la rotation au Globe.

EFFET.

La barre s'électriſa à l'inſtant ; & comme cette experience ſe faiſoit le ſoir, j'é-
teignis la chandelle, & dans les ténebres
j'obſervai

1°. Que le feu rouloit autour du Globe
d'une maniere bien ſenſible.

2°. Que la frange d'or attachée au bout
de la barre, jettoit des étincelles par les
extrémités filamenteuſes.

3°. Je voyois des petits Globes de feu,

rouler le long de la barre, tant en-dessus qu'en-dessous, quoique personne n'y touchât.

EXPLICATION.

L'humidité des Instrumens étant une fois dissipée, les Phénoménes devoient paroître à l'ordinaire. Pour ce qui est de ces petits Globes de feu, qui rouloient d'un bout à l'autre, elles n'étoient que les suites d'une vive rotation, d'une Moffette radicale plus animée, d'une Moffette dérivée plus inondée du feu primordial du Globe.

XIX. EXPERIENCE.

Le 21. Décembre, Tems froid, Mercure à 28. pouces.

Je posai sur la barre un petit goblet à demi plein d'eau ; & quand le Globe fut en mouvement, j'en versois de nouvelle, goute à goute.

EFFET.

Chaque goute dans la chute devenoit lumineuse, & jettoit des étincelles.

La même chose arrivoit, quand on répandoit de l'eau sur la barre.

Le même Phénomène paroît encore, quand on aproche le doigt de quelque endroit humecté.

EXPLICATION.

L'Athmofphere de l'eau & de tous les corps que l'on place fur le canon, animée par la Moffette de la barre & du Globe, devient elle-même Moffettique.

Cette vapeur pouffée par la preffion de l'air vers tous les corps qu'on en aproche à une certaine diftance, leur communique fon ofcillation, fa vibration, fa radiation, fon accenfion, fa fulmination.

XX. EXPERIENCE.

Un Drapeau de foye attaché à l'extrémité du canon en forme de pendule, eft attiré de tous les corps voifins, électriques & non électriques.

1°. Du verre, de la cire d'Efpagne, & de tous les corps réfineux.

2°. de la foye même.

3°. De tous les métaux & de tous les végetaux, & l'attraction fe fait fentir à plus de huit pouces de diftance.

EXPLICATION.

Le mouvement par lequel les corps électriques électrifés femblent en attirer d'au-

G iij

tres, n'est pas proprement une attraction, c'est une véritable impulsion.

Et cette impulsion est un effet de la pression & du ressort de l'air qui pousse les corps, où ils trouvent moins de résistance.

Car tous les corps transpirent & sont envelopés d'une Athmosphere.

Et dès que cette Athmosphere est animée du soufre de la Moffette radicale, elle devient un milieu plus rare, plus exhalé, où par conséquent les corps voisins doivent être poussés par l'air extérieur.

Mais parce que celui-ci a moins de prise sur les corps plus solides que sur les plus legers, il doit pousser le Drapeau de soye. Car c'est un fait constant que le plus leger est toujours attiré par le plus grave, vers lequel il s'élance à des distances plus ou moins grandes, selon la force & l'*impetus* des Moffettes animées de la barre & du Globe

XXI. EXPERIENCE.

Mais si à la place de ces differens corps, on substitue un flambeau allumé, le Drapeau pendant est repoussé aussi-tôt & soutenu à quatre ou cinq pouces au-delà du point d'équilibre & de l'aplomb.

EXPLICATION.

Le plus fort doit toujours repouffer le plus foible. La Moffette embrâfée du flambeau a plus de force & d'activité que la Moffette artificielle du Drapeau. Celle-ci doit donc obéïr, & par conféquent être repouffée au loin.

REMARQUE.

Cette Expérience eft finguliere, en ce que les Auteurs, & entre autres Mr. l'Abbé Nollet ont ôté toute électricité à la flamme & au feu.

Il eft conftant que la flamme a une force attractive & répulfive.

L'air & tous les corps legers font toujours pouffés vers les endroits, où il y a du feu.

L'air entre avec force & fiflement par les petites ouvertures des chambres & des apartemens échaufés.

Ainfi le feu attire l'air ; il attireroit la foudre dans une cheminée. En un mot le feu rarefie l'air : il produit donc un vuide dans lequel les corps voifins doivent fe plonger.

Le même feu a une force répulfive ; le

grand mouvement des parties qui s'échapent du centre à la circonférence, doit
naturellement repousser les corps, sur tout
quand par leur situation, la gravité & la
pesanteur n'aportent que peu ou point de
résistance, comme dans le cas du Drapeau
pendu.

XXII. EXPERIENCE.

Placez une table, ou un gueridon au-
dessous de la barre, à laquelle vous attacherez une chaîne de laiton qui descen-
dra dans une assiete pleine d'eau.

EFFET.

On tire de la barre des étincelles non
bruyantes, mais cependant piquantes,
brûlantes, & même intolérables.

EXPLICATION.

Tout nous annonce que la Moffette radicale du Globe, que la Moffette derivée de la barre, que la Moffette concentrée dans l'eau acquierent beaucoup de
force & d'activité.

Tout nous annonce que l'air extérieur
frapant sur la barre & sur l'eau, fait refluer les Moffettes vers l'extrémité des

doigts, & y imprime un *impetus*, une fecouffe qu'on a peine à fuporter.

XXIII. EXPERIENCE.

Si de la barre pend un fil de Laiton,
au bas duquel, & à la diftance de deux
lignes, on place une petite verge de fer
couchée fur une table, & qu'à l'extrémité
de celle-ci on en difpofe une troifiême, une
quatriême, &c. en forte que toutes ces
verges métalliques foient les unes auprès
des autres, fans fe toucher immédiatement

EFFET.

On voit couler le feu par toutes les extrémités, quoique les corps ne foient point
ifolés.

EXPLICATION.

La Moffette radicale du Globe s'étend,
fe propage, fe communique à l'Atmofphere
de la barre, lui imprime fon mouvement,
fa force & fon action, forme une feconde
Moffette dérivée, dont les vibrations &
ofcillations foûtenuës par le mouvement
continuel du Globe, fe tranfmettent à tous
les corps contigus ou quafi-contigus.

Je veux dire 1°. que la Moffette radicale du Globe informe & anime celle de la barre.

2°. Que celle-ci agiffant fur le tranfpirable de la premiere verge, forme une troifiême Moffette fubalterne.

3°. Que les vibrations & ofcillations de celle-ci fe perpétuënt à la fuivante, & ainfi des autres.

XXIV. EXPERIENCE.

Répandez fur la barre quelques feuilles de chicorée, ou plûtôt formez-en une efpece de fagot, & fufpendez-le auprès du Globe.

EFFET.

Vous tirerez de toutes ces feuilles des étincelles auffi vives, auffi piquantes, auffi bruyantes que celles des corps métalliques.

EXPLICATION.

Tous les végetaux abondent en particules aëriennes très-élaftiques.

Tous les végetaux tranfpirent abondamment. Leur Athmofphere électrifée & devenuë Moffette, doit donc agir ou réagir contre les corps durs qu'on plonge dans la fphere de fes écoulemens.

XXV. EXPERIENCE.

Formez un batis de bois en forme de potence, attachez à la traverse une Cloche de verre ou de métal.

Placez cette Cloche & le batis entre deux chaînes de laiton qui descendent de la barre, & qui portent à leur extrémité deux boutons de cuivre pour servir de batan.

Effet.

Dès les premiers tours de la machine, on voit les deux chaînes & leurs battans s'aprocher à l'alternative de la Cloche intermédiaire, & en tirer des étincelles lumineuses, bruyantes & très-sonores.

EXPLICATION.

Cette experience est des plus curieuses; elle rassemble tous les Phénomènes de l'Électricité, Attraction, Repulsion, Accension, Lumiere, & un son très-déterminé, en sorte que si plusieurs chaînes étoient arrangées autour de la Cloche, elles formeroient un vrai carillon.

La pression de l'air pousse les chaînes & leurs batans sur la Cloche, foule &

comprime les parties élastiques du métal ou du verre ; & celles-ci réagissant par leur ressort naturel , repoussent l'air, lui imprime le mouvement vibratoire, en quoi consiste le son.

La réaction de la Moffette & de l'Athmosphere fait partir l'étincelle ; & c'est tout le mystere.

XXVI. EXPERIENCE.

A la chaîne pendante attachez une lampe de métal.

Remplissez le vase d'une liqueur spiritueuse volatile & inflammable, comme de l'eau de vie, ou de l'esprit de vin, ou de l'huile de Terebentine , *&c.* & mettez la machine en mouvement.

E F F E T.

Si pendant la rotation quelqu'un aproche son doigt au-dessus de la liqueur , il tirera une étincelle vive, piquante & bruyante , qui allumera la liqueur spiritueuse.

EXPLICATION.

On peut donc allumer immédiatement les liquides sulphureux sans l'attirail des Gâteaux. On le pourroit même sans le secours

cours d'aucune perfonne ; & pour cela à côté de la lampe difpofez une chaife à laquelle vous attacherez un fil de laiton, dont l'autre extrémité defcendra perpendiculairement au-deſſus de la liqueur. Car dès les premiers tours du Globe, il partira une étincelle du fil métallique, qui allumera l'efprit de vin. Ainfi l'expérience réuffira tout auffi bien que dans le premier cas.

Il eft clair par nos principes, que le Globe fumant ne touche pas plûtôt le tranſpirable exhalé des corps voifins, qu'il forme une feconde Moffette femblable à la premiere.

Il eft clair que lorſqu'un corps étranger, le doigt, par éxemple, aproche de la barre, le tranſpirable pouffé par le reffort de l'air dans la fphere de fon activité, agit dans l'inftant, on voit partir l'étincelle, & le choc ou la collifion des deux Spheres exhalées frape tout-à-la-fois la barre & le doigt, & produit un pincement, une lancination douloureufe.

Si au lieu du doigt on eût préfenté un vafe rempli d'une liqueur fulphureufe, de l'efprit de vin, par éxemple, le tranſpirable de celui-ci plongé dans la Moffette dérivée auroit éxercé fa force & fon ac-

H

tion, auroit fait partir l'étincelle, & celle-ci agiffant tout-à-la-fois & contre le doigt & contre la liqueur, auroit comuniqué fa vibration, fa radiation aux parties mobiles & déjà éxaltées de l'efprit de vin, & par conféquent les auroit enflammées.

REMARQUE.

Pour mieux réuffir dans cette experience, il faut faire chauffer la liqueur.

La chaleur exalte les parties, & les rend plus fufceptibles de l'accenfion & de l'embrâfement.

XXVII. EXPERIENCE.

Le Globe électrique femble quelquefois s'épuifer au point, qu'on ne peut tirer de la barre aucune étincelle.

C'eft un Phénomêne qui m'a fouvent jetté dans de grands embarras, ne fçachant à quoi attribuer cette bifarrerie.

Après plufieurs recherches j'ai enfin trouvé que la rotation du Globe qui frotte contre la main, donnoit à celle-ci une efpece de *poli-clair* qui l'empêche apparemment de mordre fur le verre, & de lui imprimer les vibrations néceffaires pour le faire étinceller.

Et entre les différens moyens dont je me
suis servi, pour lever cet obstacle, je n'en
ai pas trouvé de plus propre à ranimer
tout-d'un-coup le feu languissant du Globe, que de mouiller la main ou le Globe ;
car à l'instant vous entendez le feu bruïr
& pétiller, les étincelles deviennent ex-
trèmement vives, & la foudre électrique
de l'expérience de Leyde est tout-à-fait
redoutable.

EXPLICATION.

Quand on frotte les bords d'un verre
avec un doigt mouillé, les vibrations, les
secousses du verre & de l'eau sont très-
sensibles ; mais quand le doigt vient à se des-
sécher, elles diminuent considérablement,
elles s'éteignent. Premiere observation.

Quand les Marêchaux veulent ranimer
l'activité languissante du feu de leurs forges, ils ont soin de l'asperger d'eau. Seconde observation.

Une main seche, trop unie, trop polie
glisse sur le Globe sans irriter ses parties.
Le Globe s'échauffe, il est vray ; mais les
oscillations étant défectueuses, languissan-
tes & quasi nulles, l'émission du feu n'est
point vive, & par conséquent n'agit que

H ij

très-foiblement contre l'air, lequel de son côté ne réagit presque point, & ne pousse que foiblement le transpirable exhalé des corps dans la sphere de la Moffette. Prémiere raison.

Au contraire quand la main est mouillée, elle se gonfle, elle se fronce; les mamelons nerveux & cutanés s'élevant inégalement, forment une surface rude & âpre, propre à mordre sur le verre, à irriter ses parties, & à forcer la vibration.

D'ailleurs les mêmes parcelles de l'humide exaltées par le mouvement, s'unissent & se mêlent avec le transpirable du Globe, forment une Moffette, & plus solide, & plus active, & plus étenduë, laquelle comprime l'air avec plus de force, & par conséquent occasionne des réactions plus vives de la part de cet Élément.

Les Phénomênes électriques deviennent donc plus sensibles, & leurs effets frapent davantage.

Voilà un nouveau moyen, & un moyen qui paroîtra fort étrange, pour forcer les effets de l'Électricité.

OBJECTION.

On m'objectera sans doute que l'humi-

dité de la main devroit rallentir le feu
électrique, puisque rien ne lui est si contraire.

RÉPONSE.

Il est vrai qu'une humidité durable, adhérente & pénetrante est contraire à l'é-
lectricité ; mais une humidité legere &
passagere se dissige aisément. Elle ne sert
qu'à faire froncer les parties cutanées de
la main, qu'elle rend plus rude, plus
propre à irriter le verre, & à produire des vibrations plus profondes &
plus durables. Ainsi l'objection tombe
d'elle=même.

D'ailleurs l'expérience est un fait que
nul raisonnement ne peut démentir. *Con-
tra experimentum ratio nulla.*

J'ajoûterai que de frotter le Tube avec
un gand mouillé, est un moyen sûr &
prompt pour l'animer tout-d'un-coup, &
en forcer les effets.

J'ajoûterai qu'un morceau de peau
mouillée, & sur laquelle vous étendez une
legere couche de tripoli, ou de sable fin,
ou de blanc-d'Espagne, m'a réussi vingt
fois pour ranimer le Globe, & le rendre
plus électrique.

XXVIII. EXPERIENCE.

Le 30. Décembre, Tems pluvieux, une personne tenoit d'une main une phiole à moitié pleine d'eau, dans laquelle descendoit une petite chaîne de laiton.

Une autre personne éloignée, & qui ne communiquoit en aucune façon avec la premiere, aprocha sa main droite de la barre.

E F F E T.

Elle ressentit dans le moment une secousse horrible qui s'étendit du poignet dans le coude, du coude dans l'épaule droite, de celle-ci au-dessous des fausses côtes à gauche, & de-là dans la cheville du pied gauche, où elle causa une sorte de dislocation si forte, qu'elle fut entendue de trois ou quatre personnes qui en étoient proches, & le bruit qu'elle fit, parut semblable à celui des doigts, quand on les tire un peu fort.

EXPLICATION.

Dès l'aproche du doigt de la barre, l'air qui fouloit sur la Moffette dérivée & sur la Moffette concentrée de la phiole,

brufqua l'une & l'autre, & les pouffa avec
toute la force de fon reffort vers le doigt ;
& l'*impetus* fut fi grand , que les nerfs
& leur fluide en furent ébranlés & re-
foulez jufqu'au *Senforium* , où il caufa un
grand mal de tête, & de là s'étendit aux
différentes parties du corps qui en reçoivent les ramifications. Voyez ce que nous
avons dit plus haut touchant la Moffette
foudroyante.

XXIX. EXPERIENCE.

Il y a des gens qui dans l'experience de
Leyde font fecouez dans toute l'habitude
du corps , fans que les fecouffes ayent un
centre déterminé.

D'autres ne fentent l'*impetus* que dans
les extrémités des pieds.

J'en ai connu qui fe plaignoient d'une
grande frayeur , fuivie de violentes palpitations , d'une chaleur extraordinaire ,
d'une fueur generale & fi fenfible qu'on
la voyoit rouler fur le vifage.

J'en ai vû qui devenoient pâles comme
la mort , & fe plaignoient d'un froid in-
fuportable aux extrémités du corps.

Un incrédule voulut tirer l'étincelle,
& le fit à mon infçu (car je ne voulois

pas qu'on continuât l'experience, tant elle m'avoit effrayé moi-même) il fut frapé dans le moment au Coccis, où il reffentit une fi grande douleur, que pendant plufieurs minutes il jetta les hauts cris, tous fes membres entrerent en convulfion, & le tremblement général dura plus d'un quart d'heure.

REMARQUE.

On fera furpris de ce que j'ai pouflé les expériences à de pareilles extrémites. Mais j'avouerai auffi ma furprife fur le fait; attendu que le Globe, ou plûtôt le cylindre dont je me fervois, n'étoit que de fix pouces de longueur fur 3. de diametre, & que la phiole de verre n'étoit pas plus grofle que le poing

REMARQUE.

Ce qu'il y a d'étonnant, c'eft que celui qui tenoit la phiole ne reffentit aucune fecoufle dans le corps, mais feulement une forte d'engourdiflement dans le poignet.

EXPLICATION.

C'eft que la force des Moffettes refoullées vers la perfonne qui tira l'étincelle, fut fi grande , qu'elle força le reffort des nerfs , fans que ceux-ci puffent réagir auffi efficacement.

REMARQUE.

C'eft un fait conftant que quand la per-fonne qui tire l'étincelle , eft plus foible & plus délicate que celle qui tient la phiole , elle eft fecouée & tourmentée beaucoup plus vi-vement que l'autre. Preuve que la réaction n'a pas toujours lieu , & qu'elle n'eft pas toujours égale.

XXX. EXPERIENCE.

De tous ceux que j'ai électrifés fur le Gâteau , j'en ai vû de fi fufceptibles , que leurs talons & leurs jambes paroiffoient tous en feu.

Un Confeiller de cette Ville ne mon-te jamais fur l'efcabeau , qu'il ne fente aux jambes une douleur qui eft d'abord com-me fourde & affez vague ; mais qui en peu de tems devient intolérable ; ce qui l'o-blige de defcendre ; car autrement il tom-beroit fur les genoux.

Prefque tous ceux qui montent fur le Gâteau , & qui y reftent quelque tems , fe plaignent , après en être defcendus , de crampes très-douloureufes , & qui durent es heures entieres.

Pour moi je n'y monte jamais, que je ne reſſente une eſpece d'engourdiſſement dans les jambes & dans les pieds. Pourquoi je ne veux plus être le Sujet & le Souffre-douleur des Phénomênes électriques.

COROLLAIRE.

Je concluë de tout ceci ; que non-ſeulement la machine électrique n'eſt pas propre à guérir ou à ſoulager les Paralitiques, ainſi que ſe l'étoit imaginé Mr. l'Abbé Nollet ; mais qu'elle eſt par elle-même très-contraire à la ſanté ; qu'elle peut jetter les nerfs dans une ſorte d'Atonie, y cauſer des foibleſſes & des tremblemens qu'on auroit peut-être bien de la peine à guérir.

Ainſi il n'y a pas d'aparence que le Paralitique Pariſien, dont Mr. l'Abbé Nollet fit apliquer les deux bras ſur la barre, ait été guéri, ou même ſoulagé.

EXPLICATION.

La diverſité des Tempéramens rend les perſonnes plus ou moins ſuſceptibles de l'électricité.

Le tranſpirable exhalé des corps de

différentes Conftitutions , reçoit plus ou moins la force & la vertu des Moffettes.

Il eft des corps de feu , il en eft de plus phlegmatiques.

Il en eft dont l'Athmofphere s'enflamme & s'embrâfe plus aifément.

J'ai remarqué plufieurs fois, que dans l'experience de Leyde , les perfonnes d'un poil roux font beaucoup plus fenfibles aux étincelles foudroyantes.

Il eft des bizarreries étonnantes dans les jeux prefque magiques des Moffettes , & qu'on ne peut raifonnablement attribuer qu'aux divers tempéramens des perfonnes.

Un Ecclésiaftique tenoit dernierement la petite phiole à moitié pleine d'eau.

Un des Spectateurs tira l'étincelle fans toucher ni communiquer avec l'Ecclésiaftique.

E F F E T.

La perfonne qui tira l'étincelle , ne reffentit qu'une vive piqueure , qui ne paffa pas le poignet.

L'Ecclésiaftique au contraire jetta un cry effroyable, la bouteille fe brifa entre fes mains , & le feu parut lui couvrir plus de la moitié du bras.

XXXI. EXPERIENCE.

Il y a des perſonnes, leſquelles, quoique montées ſur des Gâteaux à l'épreuve,
n'acquierent jamais la puiſſance flammifique, & ne peuvent allumer l'eſprit de
vin.

D'autres au contraire ne manquent jamais d'y mettre le feu, quoique les unes
& les autres s'y prennent de la même maniere, & que l'eſprit de vin ſoit au même degré de chaleur.

EXPLICATION.

J'attribuë encore cette différence aux
divers temperamens des Sujets.

Leur tranſpirable exhalé ſe diverſifie à
l'infini, ſuivant la différente conſtruction
des corps.

Si la Moffette animale n'eſt compoſée
que de parties aqueuſes, terreſtres & trop
groſſieres, ſa réaction contre la Moffette
de l'eſprit de vin n'ira jamais dans la colliſion juſqu'à exalter les parties, & ne pourra jamais produire l'accenſion.

Quand au contraire les deux Moffettes
ſont plus ſulphureuſes, plus déliées, plus
ſubtiles, elles s'éxaltent plus facilement,

&

& pour lors l'accenfion fuit toujours le contact.

De là les perfonnes d'un tempérament chaud & bilieux, font plus propres à allumer l'efprit de vin.

REMARQUE.

Il peut arriver auffi qu'une legere humidité, ou une fueur gluante & adhérente aux doigts, empêche l'inflammation. Car c'eft un fait conftant, qu'une main fuante n'eft pas des plus propres à réuffir dans les experiences de l'Électricité.

XXXII. EXPERIENCE.

La foye, la laine, le chanvre, l'amadouë, le cuir, & tous les corps mols ne tirent point l'étincelle de la barre.

Au contraire la chicorée & toutes les herbes vertes la font étinceller avec autant de force & de vivacité que les métaux & les corps vivans.

EXPLICATION.

Le jeu de l'Électricité vient d'un action & d'une réaction réciproque des corps & de leur Moffette.

L

Mais toute action & réaction viennent d'un reſſort, d'une force élaſtique qui ne ſe trouve point dans les corps mols, tels que ſont la ſoie, la laine, l'amadouë, les cuirs & bien d'autres.

Il n'eſt donc pas ſurprenant que quand on aproche ces différens corps de la barre, il ne paroiſſe aucune étincelle, mais ſeulement une foible lueur ſans action, ſans force & ſans vertu.

La chicorée & toutes les herbes vertes ſont remplies d'un ſuc, d'un humide très-élaſtique, parce qu'il contient beaucoup d'air.

L'Athmoſphere refoulée par la Moffette de la barre réagit donc efficacement à ſon tour, & produit la colliſion d'où part l'étincelle.

XXXIII. EXPERIENCE.

Quand le vaſe qui contient l'eau dans l'expérience de Leyde, eſt mince & très-ſec, les ſecouſſes ſont beaucoup plus vives, & la fulmination plus redoutable.

EXPLICATION.

Un corps mince s'ébranle plus facilement.

La réaction de la Moffette animale contre celle de la barre & de l'eau, a donc plus de prise & de force contre les paroîrs d'une bouteille mince, & par conféquent caufe dans fes parties des vibrations beaucoup plus fortes, lefquelles fe tranfmettant jufqu'à la main qui tient le vafe, y produifent, y excitent des fecouffes & plus grandes & plus profondes.

XXXIV. EXPERIENCE.

Le 10. Jánvier 1747. Tems nuageux, Mercure à vingt-fept pouces huit lignes.

J'attachai à la barre une chaîne de laiton, qui defcendoit dans une bouteille de verre pleine d'eau.

Un Gâteau de poix fervoit d'appui au vafe.

A côté étoit couché horizontalement un fil de fer, lequel enfiloit des fruits, pommes, poires, &c. & je mis la machine en mouvement.

EFFET.

Je ne tirai de la frange & de la barre que des étincelles piquantes & bruyantes; mais la foudre électrique ne fe fit point fentir.

J'aprochai le doigt des différens fruits, que j'avois placés auprès de la bouteille.

EFFET.

Tous donnerent des étincelles auffi vives que celles de la barre. . .

AUTREMENT.

XXXV. EXPERIENCE.

Je place la bouteille fur un carreau de bois, ou fur un mortier de métal.

EFFET.

Je ne pus jamais tirer aucune étincelle foudroyante.

EXPLICATION.

Il faut donc que la bouteille foit touchée par un corps vivant.

Tous les autres ne réagiffent pas aparemment avec tant de force. Peut-être que leur Athmofphere & leur Moffette font trop foibles.

Quant au fecond fait de la premiere expérience, on peut dire que le vafe qui contient l'eau, devient électrique ; c'eft-à-dire, que la Moffette concentrée communique ses vibrations aux parties insensibles du verre, & que de celles-ci le mouvement se transmet au fil de fer & à tous les corps qui le touchent.

On pourroit dire aussi que la Moffette concentrée embrâse l'Athmosphere de la bouteille, & que comme celle-ci s'étend en dedans & en dehors du vase, les corps voisins & contigus doivent être sensibles à son impression & s'électriser, ainsi que l'expérience le confirme.

XXXVI. EXPERIENCE.

Un jour que le Globe étoit bien animé, je soufflai dessus.

EFFET.

Le feu disparut aussi-tôt, & il fallut du tems pour le ranimer.

EXPLICATION.

Les particules aqueuses & tenuës de l'haleine pénetrent dans les porosités du Globe échauffé, leur instrusion suspend les vibrations, éteint le ressort, étouffe la Moffette radicale. Ainsi le feu disparoît.

Que le souffle, l'haleine & la transpi-

I iij

ration des animaux détruisent le ressort de
l'air, c'est un fait, que Monsieur Hallez
démontre dans sa Statique des Végetaux,
par quantité d'expériences. En voici une
des plus simples & des plus curieuses.

EXPERIENCE.

Sous un grand Recipient, garni d'un
Barometre, renfermez un rat ou tout autre animal vivant.

Apuyez fortement sur le vase pour em-
pêcher la communication de l'air extérieur avec celui de dedans.

EFFET.

Le Mercure baisse sensiblement, l'animal
devient inquiet, il périroit à la longue.

EXPLICATION.

Le transpirable exhalé des animaux
éteint donc le ressort de l'air.

L'humidité a donc cela de propre qu'elle
lie, pour ainsi dire, les particules de l'air,
& leur ôte le ressort & l'élasticité

REMARQUE.

N'est-ce pas pour cette raison que dans

les tems humides & pluvieux, le Mercure
s'abaisse dans nos Barometres ; parce qu'a-
lors l'air chargé de vapeurs & de parcelles sulphureuses, s'amollit, pour ainsi dire,
& perd de son ressort.

XXXVII. EXPERIENCE.

Quand la barre est bien électrisée, elle
attire de fort loin. Un jour je fis asseoir
un enfant au-dessous ; sa tête en étoit éloignée de plus de 30. pouces.

J'imprimai la rotation au Globe.

EFFET.

Ses cheveux se hérisserent aussi-tôt, s'é-
lancerent vers la barre, & demeurerent
ainsi suspendus contre leur propre pesanteur.

EXPLICATION.

L'Athmosphere des corps vivans est con-
sidérable, elle s'étend à une grande distance.

L'exhalaison de ces corps se fait sentir
de loin.

La Moffette de la barre communiquant
sa vibration aux premieres couches de la
Sphere exhalée, porte & propage son ac-

tion jusqu'au centre, jusqu'au principe.

L'air extérieur pousse les cheveux jusques dans le sein de la Moffette, ou du moins les y dirige, & les tient suspendus contre leur propre pesanteur.

XXXVIII. EXPERIENCE.

Le feu électrique est plus vif, & se propage plus facilement & plus promptement sur une corde mouillée, que sur une autre qui seroit seche.

EXPLICATION.

Chaque particule d'eau dont on arrose la corde, est envelopée dans son Athmosphere, ainsi l'assemblage & l'*aggregat* forment une moffette plus longue, plus dense; & par conséquent l'action électrique en est beaucoup plus prompte & plus aifée.

XXXIX. EXPERIENCE.

Le 15. Janvier, beau Tems, vent Nord-Oüest, je montai fur le tour un cylindre de verre de bouteille de cinq pouces de long fur deux & demi de diametre.

Je fis deux ouvertures aux poles, afin que l'air pût entrer & fortir librement.

EFFET.

En moins d'une minute , je tirai des étincelles très-bruyantes & très-piquantes.

Je tentai l'expérience de Leyde avec une bouteille grosse comme le poing. . . & elle me réussit si bien , que l'homme qui la tenoit d'une main , & qui tira l'étincelle de l'autre , tomba sur les deux genoux , & resta comme immobile dans cette posture l'espace d'un *Miserere*. .

XL. EXPERIENCE.

Le lendemain comme je m'éxerçois à forcer les effets de l'électricité, le cylindre se fendit en quatre endroits. . . Je crus d'abord qu'il ne pourroit plus servir. Mais quelques heures après je hazardai la rotation , mais très-légerement. . . Le cylindre parut encore électrique , & en apuyant la main, les étincelles devinrent aussi vives & aussi foudroyantes que ci-devant.

EXPLICATION.

D'où je conclue premierement que la compression de l'air inclus n'est pas nécessaire pour les Phénomênes électriques, puisqu'ils font les mêmes, soit que le cylindre soit ouvert, soit qu'il soit fermé.

Secondement qu'il est même avantageux de laisser quelques ouvertures à ses poles, crainte d'éclat.

Troisiêmement qu'un cylindre, ou un Globe fêlé produit les mêmes effets que lorsqu'il est dans son entier, pourvû que la main puisse imprimer & le frottement & la vibration à ses parties.

XLI. EXPERIENCE.

Le 29. Janvier, Mercure au changeant, Tems pluvieux, vent Sud-Oüest,

Je mis le Globe en mouvement, j'étendis la main au-dessus de l'extrémité de la barre à deux grands pouces de distance.

EFFET.

J'aperçus une espece de Gerbe de feu, qui alloit toujours en croissant depuis la barre jusqu'au doigt ; elle formoit un cône renversé, dont la pointe posoit sur la barre, & la base élargie couvroit l'extrémité des doigts.

Je ressentois un petit vent, un souffle lumineux.

EXPLICATION.

Le reſſort & la péſanteur de l'air qui environnoit la Moffette, la repouſſoient vers la main & les autres corps qui ſont comme les aimans de la lumiere.

Le même reſſort foulant ſur la Moffette, la faiſoit jaillir vers le doigt avec tant de force, que le feu électrique étant obligé de bruſquer, pour ainſi dire, l'eſpace intermédiaire, ſe fendoit & s'éparpilloit en pluſieurs filets, ou rayons qui formoient la baſe du cône lumineux.

C'eſt ainſi qu'un jet impétueux ſorti de l'ajuſtage d'une machine hydraulique va toujours en s'élargiſſant, & forme une Gerbe divergente.

Car par nos principes, lorſqu'on aproche le doigt d'un corps électriſé, l'eſpace ou la diſtance de l'un à l'autre étant comme vuide, à cauſe de l'occurrence des deux Moffettes de la barre & du doigt, les colonnes d'air, qui les foulent & les reſſerrent, les précipitent vers l'endroit où il y a moins de réſiſtance, & vers les corps avec leſquels elles ont plus d'analogie.

Ainſi & le tranſpirable du corps, & le feu électrique qui couvre la barre, occafionnent un vuide, un lieu plus rare & moins denfe, vers lequel eft pouffée la Moffette.

C'eft ainfi que, quand le fer eft plongé dans le Tourbillon Magnétique, l'air poftérieur agit & le pouffe vers l'Aiman.

XLII. EXPERIENCE.

Le 30. Janvier, Tems pluvieux, vent Oüeft,

J'étendis fur la barre une longue feuille de clinquant, dont les deux extrémités pendoient de côté & d'autre.

J'imprimai la rotation au Globe, & pendant ce tems une perfonne préfenta le plat de la main à la feuille pendante.

Effet

Elle reffentit tout-à-la-fois plus d'une vingtaine d'étincelles très-vives & très-piquantes.

XLIII. EXPERIENCE

Quand on préfente un plat d'étain au-deffus de la tête d'un homme monté fur le Gâteau, il fent tout-à-la-fois mille piqueures differentes.

XLIV. EXPERIENCE

XLIV. EXPERIENCE.

Pour revenir à la feuille de clinquant, on en aprocha une bouteille pleine d'eau.

E F F E T.

La flamme s'élançoit par ondées, & rendoit l'eau lumineuse.

XLV. EXPERIENCE.

Je suspendis horizontalemement un tube de verre d'un pied de longueur.

E F F E T

Il parut un éclair vif qui courut d'un bout à l'autre du tube.

XLVI. EXPERIENCE.

A la place de ce tube je substituai un bâton de cire d'Espagne.

E F F E T.

Le feu parut plus grand, plus vif, & plus rouge ; en un mot tous les corps qu'on aprocha de la feuille pendante, rendirent du feu, & de différentes couleurs & de différentes figures.

K

EXPLICATION.

« Tous les corps plongés dans la Sphere
des écoulemens Moffettiques, forment une
espece de vuide ; & par conféquent font
agir le reffort de l'air, lequel pouffe, ou
la feuille mobile vers les corps, & allument leur Moffette, ou bien précipitent
les corps plus legers vers la feuille. . . Car
c'eft un fait conftant, que dans l'attraction électrique c'eft toujours le plus foible
& le plus leger qui eft pouffé vers le plus
grave & le plus folide.

OBJECTION.

Mais pourquoi les étincelles partent-
elles toutes à la fois, vû que dans l'expérience ordinaire, elles font fucceffives ?

REPONSE.

C'eft que deux furfaces contiguës, ou
quafi-contiguës, forment un plus grand
vuide intermédiaire.

L'air extérieur enfonce donc la Moffette
dans une plus grande étenduë, & par
conféquent la fait jaillir & rebondir de
plufieurs points différens, foit de la feuille,
foit des corps qu'on en aproche.

XLVII. EXPERIENCE.

Le même jour j'attachai au bout de la
barre une longue chaîne de laiton, dont
j'étendis l'autre extrémité fur un grand
guéridon de fer-blanc.

EFFET.

Le feu électrique qu'on tiroit de la barre & du guéridon devint plus bruyant &
plus foudroyant.

Car les fimples étincelles fe faifoient
fentir jufques dans le coude, où elles caufoient une forte d'engourdiffement.

Et quand on faifoit l'Expérience de
Leyde, les fecouffes étoient terribles, &
caufoient des palpitations de cœur, dont
on fe plaignoit encore une heure après.

Ce qu'il y a de remarquable, c'eft que
le feu étoit beaucoup plus vif au bas du
guéridon, que vers le haut, comme s'il
eût acquis de nouvelles forces, à mefure
qu'il s'éloignoit de fon principe.

EXPLICATION.

Vis unita fit fortior. Plufieurs petits feux
réunis enfemble, doivent former un embrâfement plus confidérable.

H ij

La Moffette primordiale du Globe, unie à celle de la barre, & celle-ci communiquant avec les Moffettes fubalternes de la chaîne & du guéridon s'animoient mutuellement, devenoient beaucoup plus vives ; de-là les étincelles étoient plus piquantes, plus bruyantes, plus brûlantes, & plus foudroyantes ; & comme la bafe du guéridon étoit plus large & plus évafée que le haut, la Moffette contenoit plus de feu ; & par conféquent fon action, fon impreffion devoient avoir quelque chofe de plus vif & de plus fenfible.

XLVIII. EXPERIENCE.

Sur le haut du guéridon métallique, je plaçai un chandelier garni d'une chandelle allumée.

EFFET.

Le guéridon & le chandelier rendoient des étincelles ; mais l'Électricité fembloit s'évanoüir dès qu'on touchoit à la chandelle.

EXPLICATION.

La chandelle eft compofée de fuif, dont les parties mollaffes n'ont que peu, ou

point de ressort contre l'impression de l'air
extérieur, & par conséquent point de
feu, point d'étincelles.

XLIX. EXPERIENCE.

A la place du chandelier, je substituai
une bouteille de verre.

Un fil de laiton plongeoit d'un bout
dans l'eau de cette bouteille.

L'autre extrémité s'élevoit en l'air,
sans communiquer avec le guéridon.

EFFET.

On ne tiroit qu'un feu pâle & très-
foible de la phiole.

Mais lorsqu'on aprochoit le doigt du
laiton, on sentoit un pincement, une lancination aussi vive & aussi douloureuse que
si on eût touché à la barre ou au guéridon.

EXPLICATION.

Le verre n'étincelle, que quand il est
frotté avec quelque force, soit que son
transpirable exhalé soit trop foible & trop
tare, soit que les parties plus roides &
plus dures soient plus difficiles à mettre
en jeu. Et de là cette lumiere pâle.

K iij

Mais ce feu , quoique lent , ne laiffe pas d'agir fur l'exhalé du laiton. La Moffette s'anime , elle repond aux vibrations de celles de la barre. Ainfi dès l'aproche d'un corps non électrique , il fe fait collifion , choc, action , réaction de l'air & des Moffettes : on doit donc tirer du fil de laiton des étincelles auffi vives que celles de la barre & du gueridon.

I. EXPERIENCE.

Sur le même gueridon je pofai un grand Gâteau de poix.

Sur le Gâteau je plaçai une bouteille de verre à moitié pleine d'eau , dans laquelle plongeoit un fil de laiton comme dans l'expérience précedente.

EFFET.

L'expérience ne varie point malgré l'interpofition du Gâteau. Car les étincelles font très-vives & très-piquantes.

EXPLICATION.

Le feu du gueridon monte & ferpente le long du Gâteau, & atteint la bouteille, il defcend dans l'eau , & s'y concentre de façon qu'à l'aproche du doigt, par exemple, l'air extérieur agiffant par fa péfanteur & fon reffort, la repouffe avec force contre les parties folides du doigt, occafionne une collifion, un choc, un *impetus* capable d'exciter & d'enflammer les parties exhalées des Moffettes.

LI. EXPERIENCE.

J'ôtai le Gâteau, & fur le même guéridon j'arrangeai plufieurs bâtons de cire d'Efpagne.

EFFET.

Je ne pus tirer aucune étincelle de ces bâtons.

EXPLICATION.

C'eft que la Moffette des corps réfineux eft trop mollaffe & peu élaftique.

LII. EXPERIENCE.

Sur les mêmes bâtons ainfi difpofés je plaçai la bouteille avec le fil de laiton.

EFFET.

Les étincelles devinrent bruyantes & piquantes comme ci-deffus.

EXPLICATION.

La Moffette du guéridon allume celle de
la cire d'Efpagne.

La Moffette réfineufe, quoique peu active, communique fon mouvement à celle
de la bouteille, de l'eau & du fil de laiton ; & comme ce dernier eft plus élaftique, les étincelles deviennent & bruyantes & piquantes.

LIII. EXPERIENCE.

Le 3. Février, pluie abondante ; Mercure à 27. pouces : du haut du guéridon
métallique je laiffai pendre une longue
chaîne de fer, qui defcendoit dans une
bouteille pleine d'eau, & laquelle étoit
pofée fur le fole de la chambre.

J'imprimai la rotation au Globe, &
j'aprochai mes doigts de la frange.

EFFET.

Je reffentis un feu tout different des
autres ;

Car 1°. il étoit d'un rouge extrememenr
vif.

2°. Le feu faifoit fur mes doigts une impreffion femblable à celle que l'on reffent, quand on eft brûlé par un fer chaud.

EXPLICATION.

La Moffette concentrée dans l'eau rèfluant par la preffion de l'air, imprimoit au doigt cette lancination particuliere.

LIV. EXPERIENCE.

Je diftingue donc dans l'Électricité des étincelles lumineufes, piquantes, bruyantes, brûlantes & foudroyantes.

EXPLICATION.

Les Moffettes plus ou moins grandes, plus ou moins animées, font la caufe de toutes ces nuances.

LV. EXPERIENCE.

Le 4. Fevrier, pluie abondante, j'étendis une longue chaîne de laiton depuis la barre jufqu'au guéridon de métal, placé à l'autre bout de la Salle.

Tout auprès étoit couché fur le fole un long tuyau de fer-blanc.

EFFET.

1°. Il parùt entre le guéridon & le tuyau une étincelle vive, & fi bruyante, qu'on l'entendoit de la chambre voifine.

2°. Cette étincelle fe fendoit & fe divifoit comme en plufieurs éclats qui formoient autour du tuyau une efpece de gloire fi brillante, qu'on diftinguoit non-feulement le tuyau, mais encore le pavé à 4. ou 5. pieds de diftance.

3°. Je croyois que le feu paffant de la barre au guéridon, & de celui-ci au tuyau non ifolé, fe perdroit en fe communiquant au fole de la chambre.

Mes conjectures étoient fondées fur les obfervations de Monfieur Dufay, & fur plufieurs autres encore plus récentes.

Je regardois comme une condition effentielle, que les corps auxquels l'Électricité fe communique, fuffent ifolés & placés fur des Gâteaux de poix ou de verre, ou fur des cordons de foye.

Ici cependant, quoique le tuyau fût étendu fur le fole, & épuisât continuellement le feu des Moffettes précédentes, les étincelles & le feu n'en étoient ni moins vifs, ni moins bruyans.

EXPLICATION.

Comme dans une longue suite de corps combustibles, placés les uns auprès des autres, le feu du premier se communique au second, de celui-ci passe au troisième, sans rien perdre de son activité : de même toutes ces Moffettes empruntoient le mouvement, l'action & le feu les unes des autres, & se propageoient, sans s'affoiblir.

LVI. EXPERIENCE.

Le 5. Février, pluie abondante, grande humidité, Mercure à 26. pouces 9. lignes.

J'attachai au bout de la barre un long pendule qui plongeoit dans l'eau d'une grosse bouteille placée sur le sole de la chambre.

Une chaîne s'étendoit depuis le milieu de la barre jusques dans la cour voisine, hors de la sale, & posoit sur un guéridon de fer

EFFET.

Je tirois de la barre des étincelles si

vives & si piquantes, que la douleur en
étoit insuportable, l'impression se faisoit
sentir jusques dans les épaules, & il restoit dans toute l'étenduë du bras une sorte
d'engourdissement douloureux.

EXPLICATION.

En multipliant les corps, ou les instrumens de l'Électricité, on multiplie les
Moffettes, dont l'embrâsement général doit
produire un feu & plus vif & plus sensible.

LVII. EXPERIENCE.

Le lendemain, pluie abondante & grande humidité.

Du bout de la barre j'étendis une petite
chaîne sur une pile de feuilles de fer-
blanc.

EFFET.

Je reconnus au toucher, que les étincelles étoient plus vives & plus brillantes.

LVIII. EXPERIENCE.

Après cela, je pris toutes les feuilles de
fer-blanc qui étoient entassées les unes sur
les

les autres, je les arrangeai en longueur fur deux cordons paralleles de laine, que j'avois bandés d'un bout de la Salle à l'autre. Leur difpofition formoit une efpece de Parallelogramme de douze pieds de longueur.

E F F E T.

A mefure que la furface croiffoit en longueur, les étincelles devenoient beaucoup plus vives, & tous les Spectateurs convinrent qu'elles caufoient des douleurs infuportables.

EXPLICATION.

Le feu d'un flambeau peut fe communiquer à une infinité d'autres fans aucun détriment.

Chaque feuille a fon Athmofphere, laquelle à l'aproche du feu primordial devient une Moffette fumante & embrâfée.

Ainfi *l'aggregat* de ces Moffettes enflammées doit produire des étincelles & plus piquantes & plus douloureufes.

LIX. EXPERIENCE.

Le même jour j'éloignai les feuilles les unes des autres d'un grand demi pouce.

L

EFFET.

A chaque tact de la barre on voyoit les étincelles passer successivement d'une feuille à l'autre , & brûir avec tant de force, qu'on les entendoit de plus de vingt pas.

Leur lumiere étoit si vive, qu'elle éclairoit toute la chambre, on s'y distinguoit aisément.

EXPLICATION.

La Moffette de la barre embrâse l'Athmosphere de la premiere feuille, & celle-ci porte le feu à la suivante; la troisiême le communique à la quatriême, & ainsi de suite jusqu'à la derniere feuille. C'est tout le mystere.

LX. EXPERIENCE.

Le Samedy onze Février , Éclairs, Tonnerre & Grêle aux environs de cette Ville.

Je stratifiai au-dessus de la barre plusieurs morceaux d'étoffe de soye, de glace de miroir, de feuille de fer-blanc. Je les arrangeai les uns au-dessus des autres comme par étages, de façon que la seconde couche débordoit la premiere, la

quatrième excedoit la troifiéme, *&c.* je
mis la machine en mouvement.

EFFET.

J'aperçus bien des chofes

1º. Les étincelles étoient & plus **vives**,
& plus bruyantes.

2º. Les étincelles paffoient vifiblement
à travers l'étoffe de foye.

3º. L'étincelle que l'on tiroit de la barre, étoit fuivie de plufieurs autres fympatiques, d'un vif éblouïffant, & deux fois
plus groffes que la premiere.

4º. leur figure étoit cylindrique.

5º. Leur force étoit foudroyante.

C'eft une chofe tout-à-fait curieufe,
de voir trente ou quarante étincelles partir à l'inftant tout autour des plaques ftratifiées.

C'eft une chofe étonnante, que ces
étincelles fe font fentir jufqu'aux épaules.

J'en ai compté jufqu'à cinquante qui ne
manquoient pas d'éclater & de fulminer
toutes les fois, qu'on aprochoit fes doigts
de la barre.

Ce font là ces étincelles que j'apelle
fympathiques, parce qu'elles éclatent à
l'occafion d'une autre que l'on tire à l'extrémité de la barre.

L ij

EXPLICATION.

L'affemblage de plufieurs corps différens, placés les uns fur les autres, accumule leurs Athmofpheres, & les comprime.

Ainfi la premiere Moffette qui les embrâfe, doit faire joüer leur reffort avec
une force beaucoup plus grande.

C'eft ainfi que la Poudre à canon taf-
fée & accumulée, s'éxalte & fulmine beaucoup plus violemment, que quand elle eft
plus à l'aife, & que ces grains font éloignés les uns des autres.

LXI. EXPERIENCE.

Le 5. de Mars, beau tems, Mercure à
28. pouces.

Je bandai fur le Globe un fac de cuir,
rempli de fon, & je mis la machine en
mouvement.

EFFET.

Dès les premiers tours je tirai de la barre
des étincelles auffi vives, que quand j'a-
pliquois la main fur le même Globe.

EXPLICATION.

L'aplication de la main ne fert qu'à frotter les parties pour les mettre en mouvement.

Elle ne fert qu'à détourner le tourbillon de la Moffette radicale, pour le repouffer vers la barre.

Ainfi tout corps qui peut produire ces deux effets, eft très-propre à animer le Globe & fa Moffette.

Il n'eft donc pas furprénant, qu'on réuffiffe auffi-bien avec le Couffinet, qu'avec la main nuë.

Un morceau de bois, un livre, en un mot tout corps qui porte fur le Globe, & le preffe tant foit peu, eft capable de l'électrifer.

LXII. EXPERIENCE.

Le 17. Mars, beau Tems, Vent Nord-eft, Mercure à 28. pouces 2. lignes.

Je montai fur le tour un cylindre de Criftal plein d'eau.

EFFET

Je mis la machine en mouvement, & après trois quarts d'heure de rotation, je

L iij

vins à bout de tirer quelques étincelles; mais elles étoient fi foibles, & fi peu piquantes, qu'il falloit de l'attention pour les fentir & s'en apercevoir. C'eft pourquoi je démontai le cylindre, & j'en retirai l'eau.

EXPLICATION.

Sans doute que la compreffion de l'eau renfermée & agitée par la rotation, formoit un folide, qui empêchoit les vibrations des parties du verre.

LXIII. EXPERIENCE.

Le lendemain, même tems, même vent, même hauteur du Mercure.

Je montai derechef le même cylindre, dont j'avois tiré toute l'eau à la réferve de quelques goutes qui étoient reftées, & qui formoient une efpece de brouillard affez opaque.

EFFET.

J'avois cru d'après les fçavans Auteurs qui ont écrit fur l'Électricité, que cette humidité interne auroit ôté au Globe toute fa force & fa vertu.

Mais comme depuis long-tems mon principe eft d'étudier la nature par elle-même, fans avoir beaucoup d'égards aux Siftêmes & aux Romans Philofophiques, je mis la machine en mouvement. En moins d'une minute, les étincelles se firent fentir avec la même force & la même activité que dans les autres Globes.

LXIV. EXPERIENCE.

Sur les doubles fourches d'un petit guéridon, je bandai des cordes de laine.
Sur ces cordes je couchai horizontalement une tringle de fapin de deux pieds & demi de longueur fur un pouce d'épaiffeur.

EFFET.

Dès les premiers tours du Globe, j'aperçus que le feu s'attachoit à l'extrémité du bois.
J'aprochai mes doigts. ... Je reffentis un feu mol: des gerbes lumineufes s'élançoient de toutes parts, & formoient des efpeces de cône renverfé, dont la pointe fembloit partir du bois, & la bafe s'étaloit fur mes doigts.

LXV. EXPERIENCE.

Ce premier fuccès me fit hazarder d'attacher à l'autre extrémité de la tringle un fil de laiton en forme de pendule, lequel defcendoit dans une phiole pleine d'eau, & foûtenuë par l'un des Spectateurs.

E F F E T.

Celui qui tenoit la bouteille, voulut tirer l'étincelle du pendule... & à l'inftant il fut pincé & fecoüé dans toutes les parties du corps. Une demi-heure après il fe plaignoit encore de violentes palpitations de cœur.

LXVI. EXPERIENCE.

J'ôtai le pendule & la phiole, & je préfentai un matras vuide d'air.

E F F E T.

Quoiqu'il ne parût aucun feu entre la tringle & le Matras, on voyoit néanmoins de grands éclairs s'élancer dans toute l'étenduë de la bouteille phofphorique.

Et un fait furprenant, c'eft que le feu dura plus d'un demi quart-d'heure après l'avoir retiré de la tringle.

LXVII. EXPERIENCE.

Je pris le même matras, & je l'atta-

chai à l'extrémité d'une corde de 4. pieds
de longueur, laquelle pendoit à la tringle.

E F F E T.

Le feu parut couler le long de la corde, & se précipiter en forme d'éclair &
de foudre dans le matras.

Et ce vase parut tout lumineux & ra-
dieux pendant la rotation du Globe.

EXPLICATION.

Les Moffettes embrâsées de la tringle
& de la corde allumoient l'Athmosphere
du matras, & celle-ci communiquant ses
vibrations aux parties du verre & à *l'æther*
inclus, faisoit briller le phosphore dans
le vuide.

COROLLAIRE.

On peut donc substituer le bois à la
place des métaux, & la préférence qu'on
a donnée à ces derniers, tombe d'elle-même, & se trouve démentie par l'Expérience.

LXVIII. EXPERIENCE.

Le 20. de Mars, beau Tems, vent

Nord-Eſt, je ſuſpendis ſur le guéridon un bâton de maſtic de 16. pouces de long, ſur 10. lignes d'épaiſſeur.

EFFET.

Pendant la rotation une perſonne aprocha le doigt pour tirer l'étincelle ; mais il ne parut qu'une lumiere pâle & foible.

LXIX. EXPERIENCE.

A l'extrémité de ce bâton j'attachai une tige de Chévrefeuille en forme de pendule, qui deſcendoit dans une phiole à moitié pleine d'eau.

EFFET.

L'experience de Leyde réuſſit au mieux, les ſecouſſes furent très-vives & ſe firent ſentir dans tout le corps.

EXPLICATION.

1o. La Moffette embrâſée des corps réſineux eſt trop mollaſſe, pour réagir contre le doigt ; ainſi point d'étincelles piquantes dans le premier cas.

2o. Cette même Moffette, quoique mollaſſe, tranſmet le feu aux Athmoſphe-

res du pendule végetal & de l'eau , &
produit une Moffette concentrée. L'expérience de Leyde doit donc réuſſir dans le
ſecond cas.

LXX. EXPERIENCE.

Le 21. Mars, vent Oüeſt, Mercure au
changeant, Tems de neige & de pluie.
  A la place de la barre & du canon je
ſuſtituai une canne de jonc couchée ſur des
cordons de laine.

E F F E T.

Les expériences ci-deſſus me réuſſirent
parfaitement.

EXPLICATION.

C'eſt que tous les corps ont une Athmoſphere qui s'embrâſe, quand on les
plonge dans la ſphere des écoulemens de
la Moffette radicale.

LXXI. EXPERIENCE.

Le même jour je tentai les mêmes expériences avec le bois de chêne, avec le
bois d'épine, avec un long tuyau de criſ-
tal, & elles réuſſirent au mieux.

LXXII. EXPERIENCE.

Le bois d'ébenne, le poirier, un tuyau de lunette couvert de chagrin, un boyau de pompe, un tube de carton font autant d'effet qu'une barre de fer.

LXXIII. EXPERIENCE.

Un rouleau de toile cirée, un cierge, une tête de mort, un balay de genêt, un fagot de baguettes de faule font auffi très-propres pour toutes les experiences de l'Électricité.

LXXIV. EXPERIENCE.

Le 23. vent Oüeft & neige je fufpen-dis au-deffus du Globe un cylindre de lierre d'un pouce & demi de diametre fur 4. à 5. pouces de longueur. A côté du rouleau je fis une petite ouverture pour recevoir un pendule végetal, lequel plon-geoit dans l'eau d'un vafe de porcelaine.

E F F E T.

La perfonne qui tenoit le vaiffeau, fut pincée & fécoüée à peu près comme dans les expériences précédentes.

LXXV.

LXXV. EXPERIENCE.

Le même jour au-deſſus du rouleau j'attachai une chaîne de fer.

EFFET.

Dès le commencement de la rotation une gerbe de feu s'épanchoit de la chaî-ne ſur le rouleau de lierre ; vous euſſiez dit d'une pluie de feu, qui en couvroit tout le ſommet.

LXXVI. EXPERIENCE.

Le 24. vent Nord-Eſt, Mercure à 28. pouces, j'attachai au-deſſus du Globe un gland d'or ; & je mis la machine en mou-vement.

EFFET.

La rotation fit paroître à l'inſtant douze ou quinze gerbes de feu, qui volti-geoient ça & là, au-deſſus & à côté du Globe, leſquelles portoient le feu juſques ſur les pointes & la rouë. C'eſt un des plus beaux phénomènes qu'on puiſſe aper-cevoir dans l'obſcurité.

M

LXXVII. EXPERIENCE.

Le même jour, deux perſonnes monterent ſur les Gâteaux, une longue verge de fer qu'elles portoient entre les dents, on faiſoit la communication.

EFFET.

Pendant la rotation un des Spectateurs qui avoit un marteau à la main, voulut tirer l'étincelle de la verge; & à l'inſtant les deux perſonnes ſentirent une douleur effroyable dans les dens; ce qui leur fit lâcher priſe, en jurant que de leurs jours on ne les y attraperoit.

EXPLICATION.

Effet naturel des Moffettes embrâſées, dont le choc & la colliſion produiſent ces effets tragiques.

LXXVIII. EXPERIENCE.

Le 25. vent Nord-Eſt, Mercure à 28. pouces, j'entourai le Globe d'une ficelle lâche, au bout de laquelle pendoit une frange d'or.

EFFET.

Le feu parut defcendre le long de la corde jufqu'à la frange.

Et les filets de celle-ci s'écartans les uns des autres, formoient des gerbes lumineufes de 4. à 5. pouces de longueur.

XXXIX. EXPERIENCE.

Si au-deffus du Globe à deux lignes de diftance, vous fufpendez deux glands d'or éloignés d'un bon pouce l'un de l'autre, vous les verrez s'attirer, & fe repouffer mutuellement.

Mais ce qu'il y a de curieux, c'eft que dans le contact il paroît un grand feu bruyant & bouillonnant à peu près comme celui des forges.

Sa chaleur & fon activité font fi grandes, qu'on les fent à plus d'un pied de diftance.

LXXX. EXPERIENCE.

Le 28. Tems nuageux & humide, je fufpendis auprès du Globe un pain froid de trois livres ; une perfonne montée fur Gâteau le touchoit.

M ij

E F F E T.

Tous les Spectateurs aprocherent de cette perfonne, en tirerent des étincelles vives & piquantes.

LXXXI. EXPERIENCE

J'ôtai ce pain froid, & je lui en fubftituai un autre tout fumant & fortant du four.

E F F E T.

On ne put tirer aucune étincelle ni de la perfonne ni du pain.

Je le laiffai ainfi fufpendu pendant plufieurs heures.

E F F E T.

A mefure qu'il refroidiffoit, les étincelles augmentoient, & fe faifoient fentir de-plus-en-plus.

EXPLICATION.

Le pain chaud & fumant eft envelopé d'une Athmofphere exhalante qui fe fait fentir de loin.

Le plus fort doit chaffer le plus foible.

Ainfi la Moffette du pain comme plus animée, loin de recevoir l'impreſſion de celle du Globe, la repouſſoit au loin, & la rendoit inutile.

LXXXII. EXPERIENCE.

Le même jour au foir, je fuſpendis au-près du Globe une phiole pleine d'eau.

De cette phiole fortoit une paille verte recoudée en forme de Siphon, dont la branche la plus courte trempoit dans l'eau, & l'autre beaucoup plus longue defcendoit dans un vafe de porcelaine à demi-plein d'eau.

EFFET.

La perſonne qui tenoit le vafe, voulut tirer l'étincelle de la paille. . . mais la fecouſſe fut ſi grande, que le patient lâcha prife, caſſa le vaiſſeau; jetta un cri épouvantable, ne fit que halleter pendant plus d'un quart d'heure, comme ſi quelque cauſe puiſſante eût intercepté ſa refpiration.

EXPLICATION.

Dans l'experience ordinaire de Leyde, il n'y a qu'une Moffette concentrée dans

M iij

la bouteille que l'on soûtient.

Ici la Moffette radicale du Globe communiquant toute sa force à l'Athmosphère & aux vapeurs de la premiere phiole, acquiert encore de nouvelles forces au moyen de la paille qui plonge dans le vase de porcelaine : l'effet doit donc être & plus sensible & plus frapant.

REMARQUE.

Les Auteurs qui ont écrit sur l'Électricité, n'ont jamais pû faire l'experience de Leyde, en plaçant la bouteille auprès du Globe, & sans le secours d'une barre plus ou moins longue.

Ici deux phioles qui communiquent l'une avec l'autre au moyen d'un brin de paille, donnent des secousses vraiment meurtrieres. Il ne faut pas s'y fier.

LXXXIII. EXPERIENCE.

Le même jour je retirai le pendule, & la seconde phiole du bas.

Et dans la premiere qui étoit suspenduë auprès du Globe, j'enfonçai un gland d'or, de façon que les filets de la frange sortoient en dehors, & formoient une espece d'Aigrette.

EFFET.

On ôta la chandelle, & dans l'obscu-
rité j'aperçus plus de trente gerbes de feu
d'une très-belle couleur violette.

LXXXIV. EXPERIENCE.

A la place du gland j'enfonçai un gros
fil de laiton.

EFFET.

De l'extrémité du fil partoit une Aigrette lumineuse de cinq pouces de long,
& de tems en tems mille petits éclairs s'é-
lançoient de l'eau, dont la phiole étoit
remplie.

EXPLICATION.

La Moffette concentrée du vase s'écha-
poit de tems en tems, & formoit les Ai-
grettes & les Eclairs en question.

LXXXV. EXPERIENCE.

Le 31. Mars au soir, Tems pluvieux.
Je composai une espèce de fagot avec de
la Rhuë qui est une simple.

Je le suspendis horizontalement auprès
du Globe sur des cordons de laine.

De l'extrémité la plus éloignée du Globe defcendoit une tige de la même herbe en forme de pendule, laquelle plongeoit dans une phiole pleine d'eau.

EFFET.

Célui qui ténoit la phiole, n'eut pas plûtôt tiré l'étincelle du pendule, qu'il reffentit une grande fecouffe dans tout le corps, mais particulierement dans l'eftomach.

EXPLICATION.

On peut donc faire l'expérience de Leyde fans le fecours des corps métalliques.

Les végetaux tranfpirent encore plus que les métaux.

Les végetaux remplis de leur fuc, & d'un air fubtil font très-élaftiques.

La Moffette radicale du Globe peut donc embrâfer leur Athmofphere, & la convertir en Moffette fulgurante. & foudroyante.

LXXXVI. EXPERIENCE.

Le 2. de May, beau Mems, Mercure à 28. pouces.

Je fufpendis fur des cordes de laine

une poignée de paille longue & toute mouillée. Un pendule de même matiere defcendoit dans la phiole.

E F F E T.

L'experience de Muffembroëk réuffit auffi-bien qu'avec une barre de fer de trois pieds de longueur.

EXPLICATION.

J'ai déja dit, & je le répete encore, que le tranfpirable des végetaux s'embrâfe auffi facilement à l'aproche de la Moffètte radicale, que celui des métaux ; & que leur élafticité les rend auffi propres que les derniers à produire tous les miracles de l'Électricité.

REMARQUE.

Quand la paille eft feche, elle ne réuffit pas fi bien.

Quand la paille eft feche, fa tranfpiration eft bien moindre, puifque la plus grande partie du fuc eft diffipée.

Quand la paille eft verte, ou quand on la mouille, l'humide élaftique ranime le tout, & exhale une vapeur, une exhalaifon qui s'embrâfe, dès qu'on la plonge

dans les écoulemens de la premiere Moſ-
fette.

LXXXVII. EXPERIENCE.

Le 7. May, Tems pluvieux, Mercure
à 27. pouces & demi, vent Nord-Oüeſt.
De l'extrémité de la barre je fis deſcendre une chaîne de laiton.

1°. Sur un bas de laine.
2°. Sur une queuë de lapin.
3°. Sur une feuille de papier huilé.
4°. Sur un morceau de ſuif.
5°. Sur un peigne de corne.
6°. Sur une étoffe de laine.
7 . Sur un rabat.

EFFET.

Je tirois de la barre & de la chaîne
des étincelles auſſi vives & auſſi piquantes, que ſi la chaîne eût été placée ſur le
Gâteau ordinaire, ou ſur la ſoye.

EXPLICATION.

La laine, le poil des animaux, tous les
corps huileux & gras ſont envelopez d'une
Athmoſphere trop mollaſſe & peu élaſtique : la premiere Moffette retient donc toute ſa force & ſon activité.

LXXXVIII. EXPERIENCE.

Le 9. May, grand vent, Mercure à 27.
pouces dix lignes.

Je remplis une petite bouteille de cen-
dres.

Je verſai un peu d'eau pour l'humecter.

EFFET.

La ſecouſſe parut un peu plus vive qu'a-
vec l'eau pure.

EXPLICATION.

Tout liquide qui eſt chargé de parties
ſolides, agit toujours avec plus de force.

C'eſt ainſi que l'eau des fleuves, qui cha-
rie des glaçons, eſt capable de renverſer
tous les corps qui s'opoſent à ſon paſ-
ſage.

LXXXIX. EXPERIENCE.

Le même jour, je fis deſcendre de l'extrémité de la barre une chaîne de fer dans
un grand verre, dans lequel j'avois verſé
trois onces d'eau forte avec une demi-
once de groſſe limaille de cuivre.

EFFET.

La fermentation étoit furieuse, la vapeur s'élevoit au-dessus, & formoit une fumée qui obscurcissoit le pendule.

Malgré cette humidité je tirois de la barre des étincelles piquantes & fulminantes.

EXPLICATION.

L'exhalé du fer dans la fermentation est fort homogène avec ce qui transpire naturellement de la barre ; & par conséquent les Moffettes devoient s'unir & produire l'étincelle fulminante.

XC. EXPERIENCE.

Le 15. May, vent Nord-Oüest, Mercure à 27. pouces 8. lignes.

Je suspendis auprès du Globe un tube de fer-blanc de quatre pieds de longueur sur un pouce de diametre.

Pendant que d'une main j'imprimois la rotation au Globe, de l'autre je tenois une grosse mouche que j'approchois de la barre.

EFFET.

E F F E T.

Dès la premiere étincelle que je fis
tirer à l'infecte, il entra en convulfion.

A la feconde étincelle il tomba comme
en létargie.

A la troifiême il mourut.

La même expérience fe fait encore avec
des papillons, & pour bien réuffir, il faut
les prendre par les aîles, les aprocher de
la barre, pendant que le Globe eft en
mouvement.

EXPLICATION.

Effet naturel du reffort & du jeu de la
Moffette dérivée fur les corps vivans.

R E M A R Q U E S.

Plus les animaux font grands & robuftes, plus il faut de force dans les Moffettes pour les tuer. Et voilà pourquoy
dans l'experience de Leyde on accumule,
on concentre, pour ainfi dire, le feu électrique dans une bouteille où il y a de
l'eau.

Mais lorfqu'il s'agit d'infectes ou autres
petits animaux, les fimples étincelles font
fuffifantes pour leur donner la mort.

N

XCI. EXPERIENCE.

Le 16. May, même Tems & même Vent, je posai un limaçon sur la barre suspenduë.

EFFET.

A chaque étincelle qu'on tiroit de l'animal, il se renfonçoit en dedans de sa coquille, & resortoit aussi-tôt.

Mais en continuant ce petit jeu pendant une demi-heure environ, on le voyoit s'agiter, se tourmenter, jetter une bave, une écume abondante, tomber en syncope & en convulsion.

XCII. EXPERIENCE.

Comme je faisois dernierement quelques épreuves sur le Globe, un des Spectateurs qui avoit une espece de dartre farineuse sur la main, & qui étoit curieux de ressentir les secousses de l'Expérience de Leyde, me pria de la faire avec une petite bouteille, où il y avoit deux onces d'eau environ.

Je ne pus résister à sa priere. Il prit lui-même la bouteille d'une main, & pendant

la rotation aprocha de la barre la partie
de l'autre main où étoit la Dartre. . . Il
fentit une grande fecouffe dans tout le
corps; mais la douleur fut plus grande
à la partie affectée. Ce qu'il y a de fingulier, c'eft que cette douleur s'eft entre-
tenuë dans toute fa force l'efpace de plus
d'un mois. Il s'en eft plaint long-tems après,
il n'eft plus fi curieux d'être le Souffre-
douleur des Phénomênes électriques.

XCIII. EXPERIENCE.

Le 12. Janvier 1748. vent d'Eft, &
grand froid.

J'étendis un gros chat fur la couverture
de mon lit : je le frottois, & dans l'obfcurité j'aperçus des étincelles de feu, dont
le bruiffement reffembloit affez à celui
d'un peigne, quand on paffe la main fur
les dents d'un bout à l'autre.

Mille petits feux voltigeoient çà & là,
& en continuant la friction, les étincelles
augmentoient au point qu'elles parurent
comme des Spheres ou boules de feu de
la groffeur d'une noifette.

Je voyois ces petits Globes fe détacher
du corps du chat, tomber fur la couverture, rebondir comme des balons.

L'animal inquiet fe tourmentoit , & j'avois peine à le retenir ; néanmoins je continuai pendant plus d'une demi - heure ; les feux s'animoient de plus en plus , & la clarté étoit fi grande , que je diftinguois les caractères d'un livre. Mais comme je me baiffois pour éxaminer de plus près ces Phénoménes lumineux , je fentis une piqueure vive & douloureufe dans les yeux ; ce qui me fit lâcher le chat.

Quelques heures après je repris l'animal , je pouffai l'expérience avec toute la vivacité & la promptitude poffible. Les feux fe rallumerent plus que jamais , & éclairoient fenfiblement un efpace de plus de trois pieds.

Mille Globes de feu couroient fur le chat , & fur la couverture ; j'étois extrêmement attentif. J'aprochai les yeux d'une boule qui me paroiffoit plus lumineufe que les autres. . . A l'inftant j'entendis une efpece d'explofion & de pétillement , je reffentis dans les yeux une piqueure beaucoup plus vive & plus douloureufe que la premiere ; il n'y eut aucune fecouffe dans tout le refte du corps ; mais la douleur fut fuivie d'une défaillance qui me fit tomber fur le côté , les forces me manquoient , & bataillant , pour ainfi dire ,

avec la syncope, je luttois contre ma propre foiblesse, de laquelle je ne revins que
quelques minutes après.

Cette défaillance fut assez semblable à
celle qu'éprouvent les personnes, auxquelles
on fait l'opération de la cataracte.

CONJECTURES.

Je ne sçai si l'on ne pourroit pas substituer le chat au Globe, ou au tube électrique.

Je ne sçai si l'étincelle qu'on tire du
chat ne pourroit pas enflammer l'esprit
de vin, ou l'eau de vie : mes occupa-
tions ne m'ont pas permis d'en faire l'es-
sai, ni de penser aux moyens d'y réussir ;
tout ce que je sçai, c'est qu'une barre
de fer, un morceau de bois vert mis
auprès d'un chat, quand on le frotte,
donnent des marques d'électricité, &
qu'on en tire des étincelles quoiqu'un
peu foibles.

REMARQUES.

Comme je finissois cette Dissertation,
quelques personnes curieuses & sçavan-
tes m'ont fait diverses Questions sur l'É-

lectricité des corps , auxquelles j'ai répon-
du conformément à mes principes.

Cependant , pour mettre les choses
dans un plus grand jour , & pour entrer
dans un plus grand détail , j'ajoûte ici en
forme d'Appendix une Table abregée des
différentes Questions qu'on peut faire sur
la nature de l'Electricité , sur l'utilité &
les avantages qu'on en peut retirer dans
les différentes affections du corps humain,
sur le parallele des Phénomênes électriques
avec ceux du Tonnerre , sur la matiere
affluente & effluente de Monsieur l'Abbé
Nollet , &c.

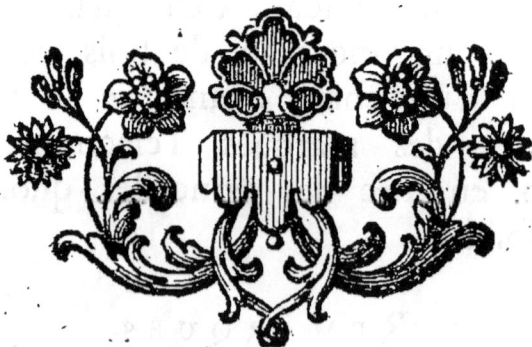

TABLE ABREGE'E

DES

QUESTIONS PHYSIQUES

SUR L'ELECTRICITE' DES CORPS.

PREMIERE QUESTION.

Qu'est-ce que l'Électricité ?

REPONSE.

C'est une Moffette, ou une exhalaison émanée du corps électrifant ou électrifé qui le rend propre à agir fur tous ceux qu'on plonge dans la Sphere de fes écoulemens.

II. QUESTION.

Comment produit-on l'Électricité dans le Globe & dans le tube , ou tout autre corps électrifant ?

REPONSE.

Ces corps deviennent électriques par le frottement.

J'ai fait voir ci-dessus que le mouvement & la friction formoient une espece d'Athmosphere exhalée, capable d'agir sur les autres corps, comme le mouvement & la friction d'un cailloux, d'une plaque d'acier. Comme le frottement des fers des chevaux sur le pavé, comme la poudre & le sucre qu'on bat dans un mortier de fer avec un pilon de même matiere, donnent des étincelles & du feu: de même la friction du tube, du Globe, d'un bâton de cire d'Espagne, ou d'ambre doivent donner des étincelles qui embrâsent, pour ainsi dire, l'Athmosphere des corps voisins.

III. QUESTION.

Quels font les corps qu'on électrise par communication?

REPONSE.

Tous ceux qu'on plonge dans les écoulemens moffettiques, du Tube, du Globe, des Corps résineux, &c.

Je veux dire, que pour électrifer par communication, il suffit d'aprocher les corps de la Moffette radicale, du Globe, du Tube, &c.

Car à l'inftant cette Moffette communiquera fa radiation, fon ofcillation au tranfpirable exhalé de tous les corps indiffé-
remment.

Concevez une Athmofphere active &
lumineufe, formée autour du Globe, du
Tube, du Bâton de cire d'Efpagne, &c.
par le frottement.

Concevez quelque corps plongé dans
cette Athmofphere; Concevez que ce corps
tranffude ou tranfpire une matiere analo-
gue, infenfible & très-déliée qui l'environne, & l'envelope; vous concevrez aifément que la radiation, le feu, l'activité
de la premiere Athmofphere, de la premiere Moffette communiquera fa force &
fa vertu à tous les corps voifins.

Et c'eft cette transfufion de la Moffette
radicale dans le tranfpirable des autres
corps, qui leur communique l'Électricité.

IV. QUESTION.

Peut-on fupofer une Athmofphere autour des métaux, des végetaux, des animaux, des minéraux mêmes, des fels
qu'on électrife fi promptement & fi facilement; & cette Athmofphere n'eft-elle
pas une pure imagination?

REPONSE.

Sanctorius , Boyle , Monsieur Hallès ont démontré la transpiration des métaux, des végetaux , des animaux par des faits, par des expériences qui ne laissent aucun doute sur cette vérité.

On peut voir aussi les preuves & les faits que j'ai allégués dans mon Mécanisme universel pour constater l'exhalé de tous les corps. Ainsi ce n'est point une imagination , mais un fait que tous les corps exhalent mille corpuscules hétérogènes qui forment une espece de nuage, d'Athmosphere autour d'eux.

V. QUESTION.

En supposant une Athmosphere exhalée qui environne tous les corps, est-il croyable que ces parcelles transpirées soient susceptibles de l'action, & du mouvement de la premiere Moffette, jusqu'à l'accension , la fulguration & la fulmination ?

REPONSE.

Plus les corps sont attenués & divisés, plus ils sont susceptibles du mouvement : premier principe.

Plus les corps font hétérogênes, célef-
ftes, fulphureux, aëriens, plus ils font
fufceptibles d'accenfion, de fulguration &
de fulmination.

Les expériences du Mécanifme univerfel
le démontrent fans replique : Or j'ai fait
voir dans la premiere partie de cette Differtation, que l'exhalé des corps étoit très-
fubtil, très-hétérogêne, compofé de mille
parcelles céleftes, fulphureufes, aëriennes, &c.

L'Analyfe des végetaux, des mineraux,
des animaux rend cette verité fenfible &
palpable par des milliers d'expériences faites par les fçavans Auteurs que j'ai cités :
Ainfi l'accenfion, la fulguration, la fulmination de l'exhalé des corps n'ont rien
d'incroyable ; elles ne font au contraire
que les fuites naturelles & néceffaires des
loix du choc, de la collifion, du Mécanifme du monde.

VI. QUESTION.

Ne feroit-il pas plus naturel de recourir
à l'*æther*, à une matiere fubtile, affluente & effluente, qu'à l'Athmofphere embrâfée des corps ? C'eft-à-dire que le feu
élémentaire affluëroit au Globe comme à

un principe, d'où il repartiroit en s'élan-
çant jusqu'à une certaine distance en rayons
(*a*) divergens, pendant qu'une pareille
matiere reviendroit au corps électrisé en
rayons (*b*) convergens?

RÉPONSE.

La matiere électrique, *dit Monsieur
l'Abbé Nollet, pag.* 69. porte une odeur
très-remarquable. L'air par lui-même n'en
a point; d'où il concluë que ce n'est point
l'air qui est la matiere électrique.

A suivre ce raisonnement (qui ne paroît pas cependant des plus justes) la matiere céleste, le feu élémentaire ne sera pas
non plus le sujet de l'Électricité; parce
qu'enfin ce feu, cette matiere céleste n'a
pas plus d'odeur que l'air.

Mais entrons un peu plus en détail, &
voyons si le Systême d'une matiere éthé-
rée, affluente & effluente est bien Physique.

Il n'y a que deux Opinions célebres
touchant la génération du feu.

Les Cartesiens distinguent dans le feu

(*a*) Rayons convergens sont ceux qui étant partis
de différents points, se réunissent dans un seul.
(*b*) Rayons divergens, en partant d'un même point,
s'écartent les uns des autres.

deux

deux fortes de matieres, l'une active qui donne le branle & le mouvement., l'autre paffive qui le reçoit.

La premiere eft une caufe éloignée, qu'on peut regarder comme efficiente, la feconde eft immédiate, & peut s'apeller le fujet & la vraye matiére du feu. Tel eft le premier Syftême.

Nieuventy, Hollandois prétend que le feu eft un Élément particulier, qui a fes propriétés fingulieres. Selon cet Auteur, le feu eft auffi diftingué des autres corps, que l'air eft différent de l'eau. Cette feconde hypothefe eft apuyée fur plufieurs expériences que l'Auteur a tentées ; mais les conféquences qu'il en tire., ne paroiffent pas des plus juftes ; on en peut voir les preuves dans mon Mécanifme., où je renvoye le Lecteur.

Cela pofé, le feu que Monfieur l'Abbé Nollet appelle élémentaire, matiere célefte, ne peut être, ce femble, le fujet de l'Électricité.

Ce fujet porte avec lui une odeur, une couleur, une figure; & ces trois Phénomênes changent felon la diverfité des corps électrifans & électrifés. Cette diverfité ne fe trouveroit fûrement pas, fi le feu élémentaire étoit le fujet ou la caufe

O

matérielle de l'Électricité. Premiere remarque.

20. Que le feu élémentaire contribuë
comme cause efficiente & éloignée à l'accension , à la fulguration des Moffettes,
comme il contribuë à l'accension , à la fulguration de notre feu ordinaire ; c'est une
vérité , à laquelle personne ne s'oposera.
Mais cette vérité n'établit en aucune façon
l'affluence & l'effluence de cette même
matiere , & ne la rend point du tout le
sujet de l'Électricité. Seconde remarque.

3°. L'affluence du feu élémentaire au
Globe, comme à une source , répugne, ce
semble, aux loix du Mécanisme.

Car enfin les corps ne peuvent jamais
affluer qu'aux endroits où ils trouvent
moins de résistance, c'est-à-dire, où il y
a plus de repos : Or il est clair que la
rotation & le frottement du Globe, bien
loin de procurer un repos, une espece de
stase d'inertie, ou une moindre résistance,
met au contraire les parcelles du verre,
la matiere céleste incluse dans une agitation, dans une oscillation, dans une vibration très-grande, laquelle, loin d'attirer les corps, doit plûtôt les écarter.

Et si l'on voit les plumes, les fils, les
feuilles d'or ou d'argent s'élancer vers le

Globe; cela ne vient que de la réfiftance de l'air, que la rotation & le frottement compriment & écartent, à peu près comme le fer fe précipite vers l'aiman.

En un mot cette rotation, ce frottement ne tendent qu'à former une Moffette, une exhalaifon, une Athmofphere qui agit du centre à la circonférencence ; & par conféquent n'attire en aucune façon la matiere célefte des cercles fupérieurs, ou des corps voifins, dans lefquels elle eft renfermée.

4°. Dans l'hypothefe Nollettique qui éft affûrément très-ingénieufe, & que je regarde comme le fruit d'une vive & féconde imagination, il faut qu'il fe faffe un déchet, une dépenfe confidérable du feu élémentaire. Les plus grands apartemens, les plus grandes falles pourroient à peine fournir pour quelques minutes une lumiere, un feu fuffifant pour les Phénomênes électriques. Tous ces efpaces feroient bien-tôt épuifés.

Les corps vivans, les Spectateurs perdroient bien-tôt cet efprit de vie, ce principe de lumiere & de feu qui les anime ; ou bien il faudroit qu'un fecond feu élémentaire parti des Spheres plus éloignées, accourût pour réparer leurs forces, & le

vuide de l'espace dans lequel on fait les
expériences. C'est mettre, pour ainsi dire,
l'Univers entier dans une agitation infinie.
Et c'est supposer l'incroyable & l'inutile.

Une simple Moffette radieuse & fulgurante formée autour du Globe que l'on
frotte, est plus que suffisante pour communiquer sa radiation, sa vibration à tous
les corps qu'on plonge dans la Sphere de
ses écoulemens ; à peu près comme la corde d'un instrument communique son oscillation, sa vibration à une seconde qui
est à l'unisson. Et icy il ne faut qu'une
très-petite dépense.

Tout reste dans sa place. L'exhalé des
corps devient simplement moffettique, &
un peu plus agité qu'auparavant. Cela paroît infiniment plus simple, plus conforme aux Loix du Mécanisme ; & par conséquent plus véritable.

5o. Le Systême d'une matiere affluente &
effluente entraîne avec lui mille supposi-
tions qu'une Physique un peu solide ne
pourra jamais admettre.

Par exemple, & ce sont les termes de
l'Auteur, que la matiere électrique s'é-
lance du corps électrisé, & se porte pro-
gressivement aux environs jusqu'à une certaine distance.

Qu'une pareille matiere revient au corps électrique, remplacer apparemment celle qui en fort.

Que ces deux courans de matiere vont en fens contraire, que l'une part, par éxemple, de la barre, & s'échape par des rayons divergens, que l'autre y accourre par des rayons convergens.

Que les pores par lefquels la matiere effluente s'élance du corps électrifé, ne font pas en auffi grand nombre que ceux par lefquels entre la matiere affluente.

Je m'imagine, *dit l'Auteur*, que la matiere électrique ne s'échape pas toujours par les mêmes endroits du corps électrifé; mais qu'elle fe fait jour, tantôt par celui-ci, tantôt par celui-là, felon la difpofition des trous, & felon les différens obftacles qu'elle y rencontre.

Voilà une partie des fuppofitions de ce Syftême.

Mettre tout l'Univers, ou du moins une Spere d'une grandeur immenfe en jeu, en action, en mouvement pour un fimple pétillement d'une petite étincelle électrique, ou pour former au bout de la barre une Aigrette lumineufe de cinq à fix pouces de longueur, c'eft en vérité fe tourmenter beaucoup pour pas grand-chofe.

Faire penetrer & fureter la matiere élec-
tiqué dans l'intérieur des métaux les plus
compactes, l'en faire fortir par des rayons
faillans fans caufe manifeste ; c'eft peut-
être dire de belles chofes ; mais que tout
monde n'accordera pas.

On eft revenu de la pénétration de la
la matiere électrique dans les métaux.

Il n'eft pas plus fûr qu'elle fe faffe dans
les corps vivans. Cette pénétration eft au
moins inutile ; & toutes les expériences
qu'on allegue, ne la prouvent en aucune
façon.

VII. QUESTION.

D'où vient que certains corps s'électrifent plus facilement que d'autres ?

REPONSE.

Tous les corps s'électrifent dans le voifinage de la Moffette radicale. Mais comme leur tranfpirable eft plus ou moins
abondant, plus ou moins élaftique, l'É-
lectricité fe fait plus ou moins fentir dans
les différens corps.

VIII. QUESTION.

Il eft auffi des Globes moins électriques

les uns que les autres. Comment concilier
ce phénomène avec les principes de la premiere partie de cette Differtation ?

R E P O N S E.

Il eft des Globes dont le verre eft plus
fenfible au frottement, dont les parties.
font plus mobiles, plus élaftiques.

Il eft des verres, dont les parties plus
ou moins polies, obéiffent plus ou moins
au frottement.

Il eft des verres, dont la furface eft in-
cruftée d'un certain enduit qui fe prête.
plus ou moins à l'action de la main.

En un mot, comme dans les Inftrumens de Mufique, il en eft de plus ou de
moins fonores à raifon d'une élafticité,
d'une foupleffe plus ou moins grande ;
de même parmi les Globes & les Tubes
électriques, il en eft qui font plus ou moins
fouples, plus ou moins dociles à l'impreffion de la main.

IX. QUESTION.

Ne pourroit-on pas dire, que quand un
corps s'électrife plus facilement qu'un autre, c'eft aparemment parce que la matiere
électrique en fort avec plus de facilité ?

RÉPONSE.

Je ne reconnois point l'ingrez de matiere affluente, ni la sortie de cette autre matiere qu'on appelle effluente.

Il est seulement vrai qu'il y a des corps, dont les parties s'ébranlent plus facilement par la friction.

REMARQUES.

On conçoit bien que je n'entends parler ici que du Globe & du Tube; car si la question étoit des autres corps qu'on électrise par communication, j'ai déja dit, & je le répete, que tous ces corps s'électrisent dans le voisinage de la première Moffette; mais qu'à raison de leur exhalé plus ou moins abondant, plus ou moins élastique, l'Électricité se fait plus ou moins sentir.

X. QUESTION.

Mais comment l'Électricité peut-elle se communiquer aussi facilement aux végetaux qu'aux métaux mêmes?

RÉPONSE.

C'est que les végétaux transpirent aussi

bien que les métaux, & leur tranfpirable
eft auffi élaftique, auffi fulphureux, auffi
aërien, auffi abondant que l'exhalé des
métaux, & par confequent auffi fufceptible de la radiation & vibration de la
premiere Moffette.

XI. QUESTION.

La matiere électrique eft-elle capable de
fe débander, de fe détendre, feroit-elle
élaftique ?

REPONSE.

La matiere électrique n'eft que le tranfpirable des corps, exalté & mêlé de particules aëriennes, fulphureufes, &c. Ainfi la
matiere de l'Électricité a un reffort plus
ou moins grand, plus ou moins vif, felon que l'exhalé vient d'un corps plus ou
moins élaftique, & que la premiere Moffette eft plus ou moins animée, pour vi-
brer & exalter plus ou moins les parties de
ce tranfpirable.

XII. QUESTION.

Comment pourroit-on augmenter la force de l'Électricité ?

Reponse.

En multipliant les Moffettes radicales &
dérivées , & les faisant communiquer les
unes avec les autres ; car , *Vis unita fit
fortior.*

Par éxemple , plusieurs Globes auprès
desquels on suspendroit différens corps
réunis vers leurs extrémités , au moyen
d'un pendule commun.

Reponse.

On pourroit encore forcer l'Électricité
en concentrant les Moffettes dans plusieurs
vases d'eau. C'est par ces moyens que
Monsieur Le Monnier a poussé bien loin
les effets de l'Électricité.

XIII. QUESTION.

Mais cette force de l'Électricité peut-
elle augmenter à l'infini ?

Reponse.

En vertu des loix du Mécanisme & de
l'Équilibre, tout a ses bornes. Le ressort
de l'air qui est l'ame des Phénomênes
électriques, n'est pas lui-même infini. Les

Moffettes trop multipliées ne feroient que s'mbaraffer & s'étourdir. Les frictions des Globes font toutes bornées. Et je me fuis fouvent aperçû que de forcer le Globe & l'échauffer trop, n'étoit pas toujours un moyen fûr d'y réuffir. A entendre parler les faifeurs de Romans Philofophiques, il n'y a qu'à multiplier les Globes, les barres... on viendroit à bout d'exterminer une armée. Tout cela me frape à peu près comme quand j'entends un jeune homme, qui n'ayant qu'une legere teinture des Mécaniques, me foûtient *mordicus*, qu'en multipliant les rouës dentées jufqu'à l'infini., la puiffance acquerra des forces qui n'auront aucunes bornes. Les Ouvriers qui font les meilleurs Phyficiens fur l'ufage & la pratique, n'en feroient que rire. Ils fçavent tous, & beaucoup mieux que les Philofophes d'idée & de cabinet, qu'un engrainage trop compliqué de rouës multipliées, ne donne qu'une machine inutile. Ainfi les effets de l'Électricité, comme tous ceux de la nature & de l'art, ont leurs bornes & leurs limites.

XIV. QUESTION.

Quels font les effets de l'Électricité fur l'économie animale ?

REPONSE.

On peut voir dans la Partie historique de cette Dissertation, que les effets different suivant la différente constitution des corps.

On y peut voir que les adultes & les personnes d'un tempérament plus robuste, d'un sang plus chaud, plus fougueux, font aussi plus susceptibles du mouvement des Moffettes.

XV. QUESTION

Les personnes qu'on électrise sur les Gâteaux, ou sur le coussin de laine, deviennent souvent comme asmatiques : Vous diriez qu'une cause puissante intercepte & embarasse leur respiration.

J'ai tâté le poux à quelques-unes, & il paroissoit beaucoup plus vigoureux & plus tendu, que lorsqu'elles étoient descenduës. L'Électricité seroit-elle capable de causer une espece de fievre momentanée.

REPONSE.

J'ai raporté l'histoire d'un jeune homme de 30. ans, lequel, pour s'être fait électriser, fut accueilli d'une fievre de 36.

heures

heures , & d'un mal de tête qui ne l'a quitté qu'au bout de huit jours.

REPONSE.

La courte haleine , l'afme & la fievre peuvent venir du tranfpirable rendu mof-fettique , ou parce qu'il retient les efprits que le mouvement des fluides , & l'ofcil-lation des folides doivent faire évaporer continuellement ; ou parce que la mê-me Moffette communique de fa force à la peau , & caufe une forte de crifpation dans les vaiffeaux, qui accelere le mouve-ment des fluides, d'où vient cette efpece de fievre momentanée.

XVI. QUESTION.

Il eft peu de perfonnes qui ne foient curieufes de fe faire électrifer. Cette cu-riofité peut-elle avoir quelque inconvé-nient, & eft-il toujours falutaire de mon-ter fur les Gâteaux, ou fur le couffin ?

REPONSE.

Ce que j'ai dit ci-deffus d'après l'expé-rience & l'obfervation de quantité de per-fonnes qui ont paffé par les Phénomênes électriques , eft plus que fuffifant pour

R

arrêter, ou moderer cette curiofité.

On en pourroit même conclure 1°. Qu'il n'eft jamais falutaire de s'y expofer. 2°. Que la tentative eft affez fouvent dangereufe.

Troubler l'ordre & l'équilibre de l'économie animale dans une fanté parfaite, c'eft imprudence.

Forcer les vaiffeaux par une commotion étrangere, fuprimer le tranfpirable, ou animer le fang jufqu'à la radiation & la fulguration par le reffort de l'air fur les Moffettes animées, eft une tentative pleine de danger.

Ainfi je ne confeille à perfonne d'être le fouffre-douleur des Phénomênes électriques.

La curiofité m'en a fouvent rendu la victime ; mais on doit paffer quelque chofe à l'État & à la Profeffion dans laquelle on eft engagé.

Je ne parle que pour ceux qui n'ont point d'intérêt à s'inftruire par eux-mêmes, & à leurs dépens.

Il fuffit de s'en raporter à la foy & à la probité de ceux qui y ont paffé. C'eft le meilleur confeil.

XVII. QUESTION.

On dit cependant que l'électrifation

peut être falutaire à ceux qui font fujets
aux Rhumatifmes : on a fait quelques
épreuves fur des Gouteux, fur des Paralitiques. Pourquoy donc détourner d'un
remede qui peut être falutaire & bienfai-
fant?

REPONSE.

J'ay fait monter fur les Gâteaux, fur
les couffins des perfonnes de tout âge, de
toute complexion; j'en ai fait monter de
faines, de malades, j'ai électrifé des Gouteux, des gens attaquez de Rhumatifmes,
& comme perclus de leurs membres...
Et après l'épreuve, tous fe font retirez
beaucoup plus incommodés qu'auparavant.
Ainfi la commotion électrique ne peut
qu'augmenter les douleurs des malades &
des affligés. Voilà ce que l'expérience &
le fait decident en faveur de ce prétendu
remede.

D'où il fuit que la commotion électrique peut être dangereufe au fexe dans les
tems critiques; parce qu'elle occafionne
une fupreffion dont on auroit peine à réparer les defordres. Ce font les termes de
Monfieur Loüis dans fes obfervations fur
l'Électricité.

REMARQUE.

Au reſte c'eſt au tatonnement & à l'expérience plûtôt qu'à la raiſon à regler les
effets des Moffettes électriques ſur les corps
vivans.

Peut-être qu'une commotion extraordinaire d'un degré indéterminable pourroit
dans une occaſion ſinguliere rendre une
partie du mouvement à un membre paralitique, ainſi qu'on nous le marque dans
le Journal des ſçavans du mois de May
1748. Mais juſques là l'Électricité n'avoit
pas fait grande fortune ; & fût-elle un
remede, il y aura toujours beaucoup de
difficulté, & même de danger à s'en ſer-
vir. Le pauvre Serrurier de Genêve qu'on
nous aſſûre mettre la main à ſon cha-
peau, a été expoſé à des commotions critiques qu'il ſeroit téméraire de faire ſentir à toutes ſortes de Sujets.

CONSÉQUENCE.

Tout cela ſignifie que l'Électricité ne
ſera jamais d'un grand ſecours pour les
Gouteux, les paralitiques, &c.

Que l'Électricité entraîne avec elle des
ſymptômes, auxquels il n'eſt pas prudent

de s'expofer, parce qu'il n'eft pas toujours facile d'en réparer les défordres.

XVIII. QUESTION.

Si les Phénomênes de la Moffette élec-trique ne font pas d'une grande utilité pour les hommes, les étudier, les fuivre, les méditer n'eft donc qu'une pure curio-fité, qui n'a rien de folide, rien d'avan-tageux?

REPONSE.

C'eft comme fi vous difiez qu'il eft parfaitement inutile d'étudier, de fuivre, de méditer fur la nature, fur les effets du tonnerre & de la foudre. Car afsûré-ment l'un & l'autre n'ont jamais été bien falutaires aux corps animés.

REPONSE.

L'étude des Moffettes électriques peut fervir à nous faire connoître la commo-tion, la fulguration & l'inflammation bi-farres de tous les météores de feu qui s'engendrent dans l'air.

REPONSE.

On pourroit faire une efpece de paralele des effets de l'Électricité avec ceux du tonnerre & de la foudre.

Car 1o. quelquefois la foudre brûle & consume les corps sur lesquels elle agit. . . L'expérience de l'eau de vie & de l'esprit de vin, qui s'enflamment par le choc des Moffettes, produit le même effet.

2o. La foudre agit différemment sur les corps.

Vous diriez qu'elle épargne les uns, pour exercer sa rage & sa fureur sur les autres. . . Il est aussi des matieres sur lesquelles l'Électricité a plus ou moins de prise, selon que l'exhalé est plus ou moins abondant, plus ou moins élastique.

3o. Le tonnerre ne brûle pas toujours les corps qu'il détruit. . .

La force percussive des Moffettes animées par le ressort de l'air, ne tend aussi dans l'expérience de Leyde qu'à une simple commotion, quoique terrible, sans inflammation.

4o. Le Tonnerre tuë sans laisser aucune marque de brûlure ni de contusion. . .

La Moffette foudroyante suffoque les animaux, sans qu'il y paroisse. Et si Monsieur l'Abbé Nollet a trouvé dans l'oiseau que la commotion électrique avoit tué, un épanchement de sang dans la poitrine, cet épanchement est moins un effet de l'inflammation des liquides, qu'une simple transsudation des poulmons à l'occasion de la Moffette suffocative poussée & vibrée par tout le ressort de l'air.

5o. Le choc des nuës, l'action des vens ramassent, concentrent les exhalaisons, y condensent une grande quantité d'air, dont le dévelopement pousse, écarte & fulmine la matiére embrâsée, & brisant la nuë, produit une détonnation effrayante, tombe sur les corps terrestres, & par une derniere explication de son ressort, les brise ou les brûle selon que le feu, dont cet air est envelopé, est plus ou moins abondant, plus ou moins consumé, lors du contact & de la chute.

6o. L'air est sans doute le principal Agent du tonnerre & de la foudre. . .

J'ai fait voir dans ma premiere partie qu'il est le moteur des Moffettes électriques.

7o. Les exhalaisons sulphureuses, nitreuses, &c. ramassées & condensées dans les nuës font la matiere, le sujet de la foudre inflammative. . .

J'ai démontré dans la même Partie

que le tranfpirable exhalé des corps eft compofé de mille parties hétérogênes, céleftes, nitreufes, aëriennes, falines, fulphureufes, &c.

Le Mécanime de l'Électricité des corps peut donc fervir à nous faire connoître celui des Phénomênes qu'on admire dans le Tonnerre.

F I N.

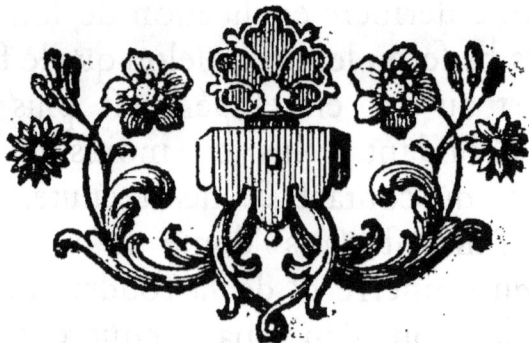

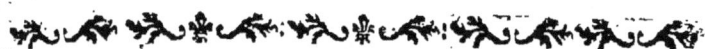

TABLE
ALPHABÉTIQUE ET GÉNÉRALE
DES MATIERES

A

TABLE.

TABLE.

TABLE.

TABLE.

Q

TABLE.

TABLE.

TABLE.

Fin de la Table des Matieres.

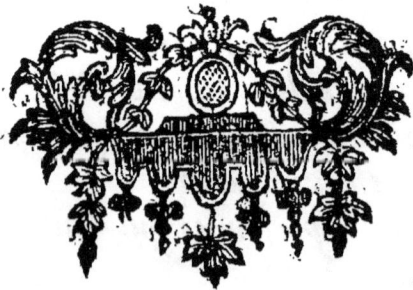

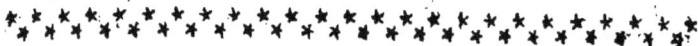

APROBATION.

J'AY lû par l'ordre de Monseigneur le Chancelier, une Differtation fur l'Electricité, compofée par Monfieur Morin, Profeffeur de Philofophie à Chartres. A Paris ce 5. Octobre 1747.

LE MONNIER.

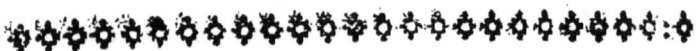

PRIVILEGE DU ROY.

LOUIS par la grace de Dieu Roy de France & de Navarre: A nos amés & feaux Conseillers, les Gens tenans nos Cours de Parlement, Maîtres des Requêtes ordinaires de notre Hôtel, grand Conseil, Prévôt de Paris, Bailllfs, Senéchaux, leurs Lieutenens Civils & autres nos Justiciers qu'il appartiendra ; SALUT. Notre amé le Sieur, MORIN, Professeur de Philosophie à Chartres, Nous a fait exposer qu'il desireroit faire imprimer & donner au Public un Ouvrage qui a pour titre *Nouvelle Dissertation sur la Moffette électrique*, s'il nous plaisoit lui accorder nos Lettres de permission pour ce nécessaires. A CES CAUSES, voulant favorablement traiter l'Exposant, Nous lui avons permis, & permettons par ces Présentes de faire imprimer led.

Ouvrage , en un ou plusieurs Vo-
lumes , & autant de fois que bon
lui semblera , & de le faire vendre
& débiter par tout notre Royaume
pendant le tems de *trois années*
consécutives , à compter du jour
de la date des Presentes : FAISONS
défenses à tous Libraires , Imprimeurs & autres personnes , de
quelque qualité & condition qu'elles soient , d'en introduire d'impression étrangere dans aucun lieu
de notre obeissance , à la charge
que ces Presentes seront enregis-
trées tout au long sur le Registre
de la Communauté des Libraires
& Imprimeurs de Paris dans trois
mois de la date d'icelle , que l'impression dudit Ouvrage sera faite
dans notre Royaume & non ailleurs , en bon papier & beaux caracteres , conformément à la feuille imprimée attachée pour modele
sous le contrescel des Presentes ;
que l'Impetrant se conformera en

rout aux Reglemens de la Librairie , & notamment à celui du 10. Avril 1725. qu'avant que de l'exposer en vente , le Manuscrit qui aura servi de copie à l'Impression dudit Ouvrage , sera remis dans le même état , où l'aprobation y aura été donnée , ès mains de notre très-cher & féal Chevalier le Sieur Daguesseau , Chancelier de France , Commandeur de nos Ordres , & qu'il en sera ensuite remis deux Exemplaires dans notre Biblioteque publique , un dans celle de notre Château du Louvre & un dans celle de notre très-cher & féal Chevalier le Sieur Daguesseau , Chancelier de France. Le tout à peine de nullité des Présentes ; Du contenu desquelles mandons & enjoignons de faire jouir ledit exposant & ses Ayant causes , pleinement & paisiblement , sans souffrir qu'il leur soit fait aucun trouble ou empêchement. Voulons qu'à la copie des Préſentes, qui ſera imprimée tout au long au commencement ou à la fin dudit Ouvrage, foy ſoit ajoûté comme à l'Original. Commandons au premier notre Huiſſier ou Sergent, ſur ce requis, de faire pour l'éxécution d'icelles, tous actes requis & néceſſaires, ſans demander autre permiſſion, & nonobſtant clameur de Haro, Charte-Normande & Lettres à ce contraires ; CAR TEL EST NOTRE PLAISR. Donné à Paris le deuxiéme jour du mois de Décembre, l'an de grace mil ſept cens quarante-ſept, & de notre regne le trente-troiſiême. PAR LE ROY EN SON CONSEIL.

SAINSON

Regiftré fur le Regiftre onze de la Chambre Royale & Syndicale des Libraires & Imprimeurs de Paris N. 914. fol. 805. conformément au Reglement de 1723. qui fait defenfe article IV. à toutes perfonnes de quelque qualité qu'elles foient, autres que les Libraires ou Imprimeurs, de vendre, débiter & faire afficher aucuns livres, pour les vendre en leurs noms, foit qu'ils s'en difent les Auteurs ou autrement, à la charge de fournir à la fufdite Chambre huit Exemplaires prefcrits par l'article CVIII. du même Reglement. A Paris, le 24. Fevrier 1748.

G. CAVELIER, Syndic.

J'ai cedé mon droit audit Privilege fur l'Electricité à Louife-Angelique Defmarais, Veuve Roux, Imprimeur-Libraire à Chartres, fuivant l'accord fait entre nous. Ce 6 Juin 1748. J. MORIN.

Registré sur le Registre douze de la Chambre Royale des Libraires & Imprimeurs de Paris, fol. 7. conformément aux Reglemens, & notamment à l'Arrêt du Conseil du 10. Juillet 1745. A Paris le 18. Juillet 1748.

G. CAVELIER, Syndic.

www.ingramcontent.com/pod-product-compliance
Lightning Source LLC
Chambersburg PA
CBHW070529200326
41519CB00013B/2987